FRACTURES

DE

L'EXTRÉMITÉ INFÉRIEURE DU RADIUS

PAR

Le Dr PAUL DELBET

Prosecteur à la Faculté de médecine de Paris

ET

M. CONTREMOULINS

Préparateur à la Faculté de médecine de Paris

AVEC 22 FIGURES DANS LE TEXTE

PARIS

RUEFF ET Cie, ÉDITEURS

106, BOULEVARD SAINT-GERMAIN, 106

1898

FRACTURES

DE

L'EXTRÉMITÉ INFÉRIEURE DU RADIUS

FRACTURES

DE

L'EXTRÉMITÉ INFÉRIEURE DU RADIUS

PAR

Le Dr PAUL DELBET

Prosecteur à la Faculté de médecine de Paris

ET

M. CONTREMOULINS

Préparateur à la Faculté de médecine de Paris.

AVEC 22 FIGURES DANS LE TEXTE

PARIS

RUEFF ET Cie, ÉDITEURS

106, BOULEVARD SAINT-GERMAIN, 106

1898

PRÉFACE

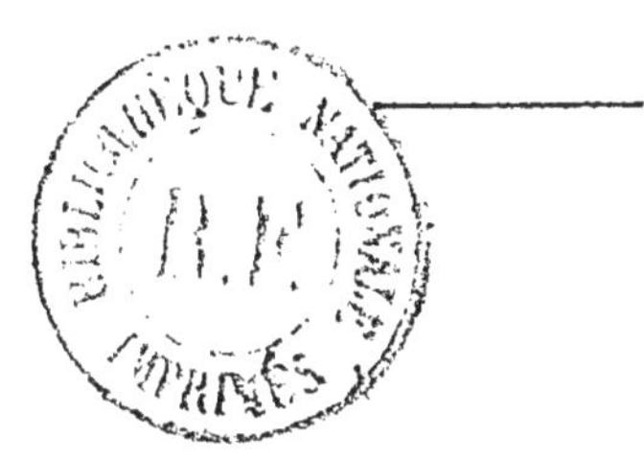

Peu de fractures ont été aussi étudiées
que celles de l'extrémité inférieure du
radius : mais la faible gravité de la
lésion ne permettant qu'exceptionnellement les vérifications anatomiques et les
constatations directes, les hypothèses ont
remplacé les faits et les opinions les plus
diverses ont été émises sans qu'il fût
possible d'établir le mécanisme précis
des lésions.

Chaque période chirurgicale attaque
les problèmes que lui offre l'étude des
maladies à l'aide de procédés d'investi-
gation nouveaux. Ainsi s'éclaire peu à

peu la pathogénie des lésions soumises à notre examen. J'ai songé après d'autres à utiliser dans l'étude des fractures ce merveilleux moyen, les rayons de Rœntgen. Traversant les tissus, ils vont dans la profondeur, saisir sur le vif la lésion osseuse, la mettent au jour et l'étalent à nos yeux. La photographie de Rœntgen, c'est, pour les fractures, l'autopsie sur le vivant.

Profitant de ma situation d'assistant à la consultation de l'hôpital Tenon, j'ai recueilli, avec l'aide de M. Contremoulins, des faits qui me semblent intéressants et que je livre aujourd'hui au public.

Les 20 observations qui servent de base à ce mémoire représentent à peu près la totalité des cas qui se sont présentés à la consultation de Tenon. Depuis deux ans, je rassemble ces documents, c'est dire que j'étudie cette question depuis long-temps : J'ai, d'ailleurs, communiqué l'année dernière à la Société anatomique une première observation pour prendre rang. Quelques observations ont échappé, soit que l'appareil ne pût momentanément fonctionner, soit que le malade ait refusé tout examen. Mais ils sont l'exception.

Sur ces cas observés sans parti pris, on remarquera la rareté relative de la fracture dite classique, la fréquence des fractures styloïdiennes, toutes lésions que les théories classiques ne peuvent expliquer. En cherchant la raison d'être de ces faits, j'ai été conduit à une théorie nouvelle de ces fractures. C'est à l'exposé de cette théorie que je consacre ces lignes. Ce livre est donc autre chose qu'une compilation. Je ne doute pas que la lecture n'en soit parfois ardue. Malheureusement, c'est l'essence même de la pathologie et de l'anatomie de ne nous montrer que des dispositions compliquées.

J'ai multiplié les faits et les expériences : on pourra ainsi suivre le développement des idées.

Les photographies se prêtant mal à la reproduction, nous avons, Contremoulins et moi, décalqué les clichés. Ce sont ces calques qui sont figurés réduits au 1/3. Ils reproduisent les lésions constatées, avec la plus scrupuleuse exactitude. Les clichés originaux sont déposés au laboratoire de M. Contremoulins.

Paul Delbet.

FRACTURES DE L'EXTRÉMITÉ INFÉRIEURE DU RADIUS

HISTORIQUE

Colles, le premier, en 1814, a donné une description précise de la fracture de l'extrémité inférieure du radius. Mais son mémoire, passé inaperçu, était complètement oublié quand parurent les œuvres posthumes de Pouteau : Pouteau[1] sépare nettement la fracture du complexus symptomatique décrit jusqu'alors sous le nom d'entorse, de luxation, de disjonction du poignet. Desault, quelques années plus tard, confirmait sa description. Depuis, l'étude de

1. POUTEAU, *OEuvres posthumes*, tome II, p. 251.

la lésion est poursuivie et complétée par Cooper
Goyrand [1], Dupuytren [2], Diday [3], Voillemier [4].
Des articles importants lui sont dès lors consacrés dans les traités classiques de Malgaigne [5],
Nélaton [6], Hamilton [7], et plus près de nous
de Duplay et Reclus [8]; Le Dentu et Delbet [9].
Pendant ce temps, des mémoires originaux
voient le jour en grand nombre. De Lecomte [10],
à Bæhr [11], Buonomo [12] et à la thèse de Dudouyt [13];
les faits et les expériences s'accumulent sans
cependant élucider complètement cette question

---

1. GOYRAND, *Gaz. médicale*, 1832, p. 664, et *Journal
hebdomadaire*, février 1836.

2. DUPUYTREN, *Cliniques*, 1839, tome I, p. 140.

3. DIDAY, *Arch. gén. de médec.*, 1837, tome XIII, p. 141.

4. VOILLEMIER, *Arch. gén. de médec.*, 1842, tome XIII, p. 261.

5. MALGAIGNE, *Traité des fractures*, tome I, p. 603.

6. NÉLATON, *Eléments de pathologie chirurgicale*.

7. HAMILTON, *Traité pratique des fract. et luxat.*, traduit
par Poinsot, p. 328.

8. DUPLAY ET RECLUS, *Traité*, 2e édition, art. par Ricard et
Demoulin.

9. LE DENTU ET DELBET, *Traité*, art. fractures, par Rieffel.

10. LECOMTE, *Arch. générale de médecine*, 1860, tome XVI,
p. 641, et 1851, tome XVII, p. 52.

11. BÆHR, *Centralblatt für Chirurg.*, 1894, page 841.

12. BUONOMO, *Reforma medica*, 1892.III, page 314.

13. DUDOUYT, *Etude sur la fract. de l'extrémité inf. du
radius*, Thèse de Paris, 1895-96.

fort complexe sous une apparente simplicité.

Consacrés à l'anatomie pathologique, ou à la pathogénie, la plupart d'entre eux trouveront ultérieurement place sous notre plume.

FRÉQUENCE

Fréquence générale. — Elle est diversement appréciée par les auteurs. Dupuytren et Voillemier regardaient cette fracture comme la plus commune ; pour Goyrand, elle représenterait le 1/3 de la totalité des fractures ; pour Malgaigne, elle n'en constitue que le 10ᵉ. Pendant les deux années que j'ai passées à Tenon, j'ai observé environ 20 cas de fracture de l'extrémité inférieure du radius et 4 fractures malléolaires seulement. Tout en tenant compte de ce fait, que les fractures du membre inférieur, plus graves fonctionnellement, entrent d'habitude directement à l'hôpital, on ne peut qu'être frappé de la fréquence relative de la fracture de l'extrémité inférieure du radius.

Fréquence suivant l'âge, le sexe, etc. — Quant à l'âge et au sexe, Malgaigne a montré que cette fracture est commune dans l'enfance, mais que cependant sa fréquence va croissant avec l'âge. Powers[1] la considère comme rare avant 10 ans, exceptionnelle après 70 ans.

Hamilton constate 69 fractures chez l'homme contre 58 chez la femme; Powers 590 fractures chez le premier et 398 chez la seconde; Stimmson[2] cite des chiffres analogues, 373 hommes contre 295 femmes.

Plus intéressants sont les relevés de Malgaigne établissant les différentes proportionnalités sexuelles avec l'âge. Dans l'enfance, la proportion du sexe masculin est de 10 contre un; de 15 contre un de 15 à 20 ans : ainsi jusqu'à 20 ans, c'est une fracture presque exclusivement masculine; de 20 à 45 ans, elle affecte souvent la femme; après 45 ans, elle est presque exclusivement féminine. Powers trouve de même que de

1. Powers, *Medical News*, 1895, tome I, p. 262. Voir Helférich et Paul Delbet, *Précis iconographique de fract. et luxat.*, Baillières, 1896.
2. Stimmson, *Treatise of fracture*, page 323.

11 à 20 ans, la fracture se produit surtout chez l'homme, et de 40 à 45 ans chez la femme. Les faits que je possède ne sont pas assez nombreux pour établir une statistique. Cependant je remarque dans mes observations une grande proportion de vieilles femmes.

Quant à la fréquence relative de la fracture de l'extrémité inférieure par rapport aux fractures des autres parties de l'os, Hamilton a constaté que, sur 127 fractures, 3 siégeaient au 1/3 supérieur, 10 au 1/3 moyen et 114 au 1/3 inférieur. Parmi ces dernières, 7 intéressaient la diaphyse à plus de 5 centimètres de l'extrémité inférieure, 2 occupaient l'apophyse styloïde, 105 enfin siégeaient au voisinage de l'interligne et appartenaient au type classique. Il les a observées cinq fois à gauche et quatre fois à droite.

ANATOMIE PATHOLOGIQUE

Les traités classiques français ne décrivent qu'une variété anatomique de cette fracture, la fracture transversale, passant à 10 millimètres environ de l'interligne articulaire. C'est la fracture dite classique de l'extrémité inférieure du radius, fracture de Colles ou de Pouteau.

En réalité le trait de fracture est extrêmement variable. Déjà en 1896, dans l'édition française du précis d'Helferich, j'avais reconnu six variétés de cette fracture, indépendamment du décollement épiphysaire. Rieffel simultanément scindait en plusieurs variétés la fracture de l'extrémité inférieure du radius, mais sans donner grande importance aux variétés non classiques.

A mon avis, il faut faire une plus large part aux fractures dites rares. Elles ont été anatomiquement constatées, et sont beaucoup plus fréquentes qu'on ne le croit : c'est là un point qui résulte avec évidence des photographies de Rœntgen que nous avons recueillies, ainsi qu'on le verra plus loin. Mais surtout ces variétés montrent combien est complexe le mode d'action des diverses causes qui agissent pour produire la fracture. Lésions de transition, elles éclairent singulièrement le mécanisme de la fracture classique.

Me basant sur des faits recueillis dans les mémoires originaux et anatomiquement constatés et sur mes observations, je distinguerai 9 variétés de fractures de l'extrémité inférieure.

1° Fracture transversale classique;

2° Fractures obliques dans le sens antéropostérieur;

3° Fracture isolée du bord postérieur de l'extrémité inférieure du radius (fracture de Rhea Barton);

4° Fracture isolée du bord antérieur seul (fracture de Rhea Barton renversée);

5° Fracture oblique dans le sens transversal ;

6° Fracture isolée de l'apophyse styloïde du radius ;

7° Fracture de l'extrémité inférieure du radius associée à la fracture de la styloïde cubitale ou du cubitus ;

8° Fracture verticale de l'extrémité inférieure ;

9° Fracture de la marge de la petite cavité sigmoïde (cas de Dudouyt) et de la portion du radius qui supporte la petite cavité sigmoïde (fracture de Bennett).

I. — FRACTURE TRANSVERSALE.

Dans cette fracture, le trait est perpendiculaire à l'axe du radius et sépare l'os en deux parties : l'une supérieure, comprenant l'os et la plus grande partie de l'extrémité supérieure ; l'autre inférieure, comprenant seulement la portion juxta articulaire. Le *siège* du trait de fracture est variable : en prenant l'interligne comme point de repère, il serait à 3 lignes, 6 lignes ou

un pouce d'après Dupuytren ; à 12 ou 15 millimètres pour Nélaton ; Cooper le place à 1 pouce
anglais au-dessus du sommet de l'apophyse
styloïde du radius. Pour Malgaigne, le trait est
placé au niveau du point où le tissu compact de
la diaphyse fait place au tissu spongieux pur :
cet auteur remarque avec raison que la hauteur du
fragment inférieur varie avec le degré de pénétration et avec la région de l'os que l'on considère ; le trait de fracture étant horizontal et l'articulation oblique en bas et en dehors : sur la
figure 2 de la planche X de son atlas, la fracture commence à 3 centimètres du sommet de
l'apophyse styloïde. Demarquay estime qu'elle
passe de 1/2 à 2 centimètres de l'interligne ;
Lecomte au voisinage du ligament radio-carpien antérieur.

D'après Hamilton, le plus souvent elle siège
de 1/2 centimètre à 3 centimètres 5 de l'interligne. Au-dessus la fracture est exceptionnelle.
Robert Smith sur 23 pièces n'a jamais vu le
trait à plus de 2 centimètres 5 et dans quelques
cas seulement à moins de 6 millimètres de l'in-

terligne. Hennequin[1] le place sur les 3 ou 4 centimètres inférieurs de l'os, entre l'interligne et le faisceau le plus inférieur du ligament interosseux. Pour Rieffel le trait est à 15 millimètres de l'interligne, à 25 millimètres du sommet de l'apophyse styloïde et parcourt la partie la plus large de l'os. Sur les 67 pièces de Dudouyt, la fracture siège de 6 à 25 millimètres de l'interligne : mais il existe deux foyers principaux de fracture : l'un entre 10 et 15 millimètres, l'autre entre 20 et 25 millimètres ; et quand on cherche à interpréter les résultats : on constate que dans près de la moitié des cas (34 cas) elle siège de 10 à 20 millimètres de l'interligne et 13 fois seulement au-dessus et au-dessous. Dans 22 cas le siège fut indéterminé.

En somme, le siège paraît variable mais limité au voisinage de l'articulation : d'ailleurs plusieurs causes d'erreur peuvent expliquer les divergences. D'abord la direction oblique de l'interligne et l'absence d'un point de repère

____

1. HENNEQUIN, *Revue de chirurgie*, 1894, 557.

fixe. Puis ce fait, que les mensurations sont faites sur des os modifiés, particulièrement celle de Dudouyt dont la thèse est fondée sur des pièces recueillies sur le cadavre.

L'âge enfin peut exercer une certaine influence. D'après Trélat et Schmidt[1], le trait de fracture, chez le vieillard, tout en restant extra-articulaire, passe immédiatement au-dessus de la surface encroûtée de cartilage.

Pour ma part, en compulsant mes observations, je trouve pour cinq cas de fracture transversale simple ou secondairement modifiée, le siège à partir de l'apophyse styloïde du radius à 15 millimètres (obs. III, VII et XII, femme); à 18 millimètres (obs. II, femme); à 21 millimètres (obs. VIII et XI, homme et femme); à 24 millimètres (obs. I, homme); et à 25 millimètres (obs. V, femme, 74 ans). Sans doute ce sont là des faits peu nombreux. Je ne puis cependant qu'être frappé de voir précisément la fracture la plus haute sur le sujet le plus âgé. D'autre

—————

1. SCHMIDT, *Thèse de Paris*, 1878.

part, le sens et l'intensité du traumatisme ne me paraissent jouer aucun rôle : ce n'est pas là qu'il faut chercher la cause de la variété dans les fractures. En somme, le trait siège le plus souvent de 1 centimètre 1/2 à 2 centimètres du sommet de la styloïde.

Configuration des fragments et variétés. — La fracture transversale aurait été vue incomplète [1] une seule fois ; elle est donc, pour ainsi dire, toujours complète.

Les deux fragments, d'après les auteurs, présentent parfois une incurvation telle que l'inférieur, légèrement concave, reçoit le supérieur, un peu convexe. Dans d'autres cas, chacun d'entre eux est alternativement concave et convexe. Ce sont là des faits que je ne puis vérifier.

Tous les auteurs sont d'accord pour signaler la fréquence de la pénétration : le fragment supérieur entre dans l'inférieur et le fait parfois éclater. Voillemier décrivait comme variété spéciale la fracture avec pénétration, Goyrand

1. CALLENDER, *Saint-Bartholomews, Hospit. Report*, 1865, p. 281.

l'avait observée ; cette pénétration est manifeste sur une pièce d'Hamilton et s'accompagne de renversement du fragment inférieur en arrière (fig. 116, fig. 342), Tillaux, Callender, Dudouyt regardent la pénétration comme la règle. Mes recherches me conduisent au même résultat, cette pénétration est manifeste dans toutes mes observations sauf deux, mais je crois que ces faits méritent d'être classés à part et ne font pas partie de la fracture transversale vraie. Dans celle-ci il n'y a qu'une faible pénétration du bord postérieur du fragment supérieur dans l'inférieur.

Fréquence. — La fracture transversale serait la règle d'après les auteurs. Voillemier le premier, contrairement à Goyrand et Diday, a affirmé le fait et son opinion est corroborée par la plupart des auteurs, en particulier par Bennett[1]. Me basant sur les pièces que j'ai observées, et sur les résultats expérimentaux, je crois que la fracture classique est en effet transversale le plus souvent ; mais cette fracture est

---

1. BENNETT, *Treatise medec. the Journal,* 1880.

beaucoup moins fréquente qu'on ne le dit, et l'erreur vient d'une part de ce que la fracture partielle est souvent confondue avec la fracture classique ; d'autre part, à ce qu'un certain nombre de fractures partielles étaient autrefois rangées dans les entorses, enfin de ce que le type se modifie facilement par l'adjonction de la pénétration. Ceci expliquerait comment sur les vingt observations qui servent de base à ce mémoire, je n'en trouve que *deux* qui appartiennent réellement à ce type : et encore la deuxième serait mieux classée ailleurs.

Obs. I. —Bert..., âgé de 51 ans, sexe masculin, se présente à la consultation le 22 décembre 1896. Rien à noter dans ses antécédents héréditaires ni personnels. Bonne santé habituelle : ni alcoolisme, ni syphilis.

La veille, en marchant rapidement, il glisse au moment de monter sur le trottoir et tombe, et en tombant tend instinctivement la main en avant. Le poids du corps vient ainsi peser en entier sur la paume de la main : la main est en extension forcée.

Quand on examine le malade, on trouve la main à peine déviée vers le bord radial. L'apophyse styloïde du radius est peu remontée. En suivant soigneusement la face antérieure

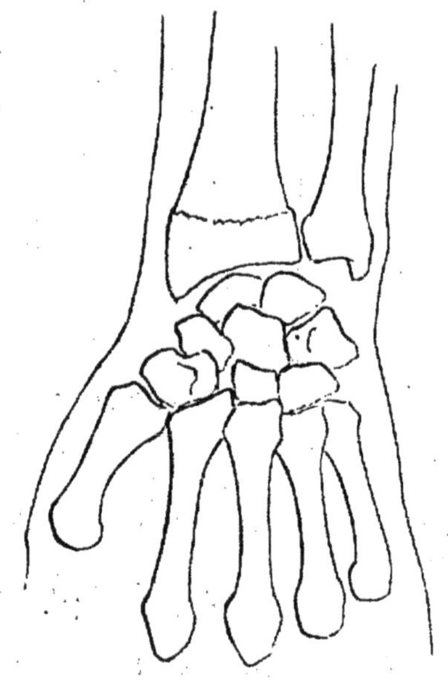

Fig. 1.

du bras et en exerçant des pressions méthodiques, on détermine une douleur vive localisée sur une ligne transversale à deux travers de doigt au-dessus de l'interligne.

Pas de déformation en dos de fourchette. Pas de crépitation ni de mobilité anormale. Léger gonflement au niveau de la face dorsale de la main. Ecchymose de la largeur d'une pièce de cinq francs, sur la partie antérieure de l'avant-bras.

Appareil plâtré. Guérison sans incident en 20 jours.

Obs. II. — Bronn…, âgé de 69 ans, journalier, homme; se présente à la consultation le 17 août 1897. Père mort à 82 ans, a toujours été bien portant. Mère, morte à 81 ans, a eu 25 enfants. Une sœur morte de cause inconnue. Deux sœurs mortes de la poitrine.

A. P. — Bonne santé habituelle. Il y a 3 ans, à la suite d'une contusion de la jambe, aurait eu une gangrène étendue, on lui aurait proposé et il aurait refusé l'amputation de jambe, il est actuellement guéri. A cette époque on a constaté du sucre dans son urine, il en présente aujourd'hui seulement des traces. Le dimanche 15 août, à midi, en descendant à la cave, il fait un faux pas dans l'escalier et tombe sur la tête et le bras d'une hauteur de trois mètres environ. Dans cette chute la main porte sur une marche par sa face palmaire; elle se met en hyperextension et en *flexion cubitale*, puis, la chute continuant, il fait une véritable culbute et perd connaissance pendant quelques minutes. Il se remet et rentre chez lui. Le lendemain matin il va consulter un

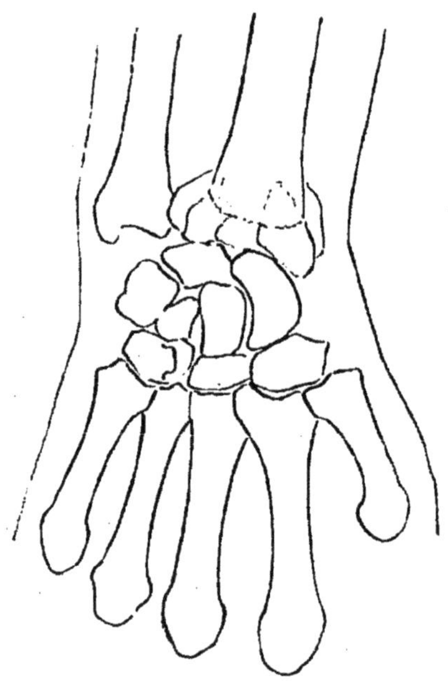

Fig. 2.

pharmacien qui lui fait des applications topiques ; le mardi enfin il se présente à la consultation.

On constate une déformation accentuée, caractérisée par une voussure dorsale dont le sommet siège en face de l'interligne ; avec au-dessus une dépression d'un demi-centimètre de profondeur, dont le maximum est à un travers de doigt au-dessus du sommet de l'apophyse styloïde du radius. Sur la face palmaire une série de plis circulaires au-dessus des éminences thénar et hypothénar; plus haut une saillie mousse convexe dont le maximum correspond à la dépression de l'avant-bras. Gonflement étendu de la partie inférieure de l'avant-bras et du dos de la main. A la palpation, la main étant en pronation, on constate facilement l'ascension de l'apophyse styloïde du radius dont le niveau cependant n'atteint pas tout à fait celui de l'apophyse styloïde du cubitus. La pression au niveau du trait de fracture est très douloureuse, soit à la face palmaire, soit à la face dorsale. Pas de douleur au niveau de l'apophyse styloïde du cubitus. Un peu au-dessous du trait de fracture, on sent les fragments inférieurs nettement mobiles. Le dos de fourchette est accentué, la main est en adduction et subit une rotation qui porte le bord radial en dehors et en arrière.

On corrige facilement la difformité par des tractions simples, sans chloroforme. Appareil plâtré. Guérison avec un cal peu accentué.

II. — FRACTURE OBLIQUE DANS LE SENS ANTÉRO-POSTÉRIEUR.

Je ne puis apporter de faits nouveaux appartenant à cette variété de fracture. La photographie de Rœntgen se prête mal à une photographie transversale de l'extrémité inférieure de l'avant-bras : l'épaisseur du fragment et la différence des plans dans lesquels elle se développe rendraient l'épreuve absolument indéchiffrable.

Je ne veux pas non plus faire intervenir des pièces expérimentales; l'anatomie pathologique seule doit servir de base à toutes les explications pathogéniques.

Les fractures obliques ont été niées par Voillemier et Malgaigne. Rieffel et Dudouyt pensent que les auteurs qui les ont admises ont fait une erreur d'interprétation, ils n'auraient pas vu que le bord articulaire du radius descend plus en arrière qu'en avant, et qu'un trait de fracture horizontal paraît oblique si l'on n'a pas soin de donner à la surface articulaire sa direction normale. On ne saurait accuser gratuitement les anciens chirurgiens, presque tous rompus aux observations cliniques, d'un examen insuffisant; l'explication d'ailleurs n'est pas valable pour les traits obliques en sens inverse.

Il suffit de feuilleter les auteurs pour trouver des pièces anatomiques démonstratives.

Le trait peut être oblique en bas et en avant. C'est la variété la plus fréquente. Goyrand d'Aix en a figuré un bel exemple recueilli sur le cadavre : cette variété a été observée également par Diday[1] et plus récemment par Cameron[2].

Le trait peut être oblique en bas et en arrière, le fait est plus rare. C'est la deuxième variété de Goyrand. Hamilton en a vu une pièce dans le musée du collège des chirurgiens de Philadelphie.

1. Diday, *Arch. générales de médecine*, 1837, t. XIII, p. 141.
2. Caméron, *Glasgow medical journal*, 1878, p. 97.

III. — Fracture du bord postérieur de l'extrémité inférieure du radius.

Cette fracture a été décrite pour la première fois par Rhea Barton[1], qui lui a donné son nom. « Son caractère consiste en ce que le trait de fracture, commençant dans l'articulation, s'étend très obliquement en haut et en arrière, détachant et déplaçant la totalité ou seulement, suivant les cas, une portion du bord postérieur de la surface articulaire. Hamilton n'a retrouvé cette fracture chez aucun des malades qu'il a examinés. « Il ne lui a été possible d'en trouver qu'un spécimen dans les collections pathologiques. Rhea Barton n'avait pu confirmer par l'autopsie son diagnostic. Le seul fait authentique est celui qui est cité par Malgaigne[2], et qui appartient à Lenoir[3]. Ce dernier croyait avoir affaire à une luxation simple de la main

---

1. Rhea Barton, *Philadelphie medical examiner*, 1838, vol. I.
2. Malgaigne, *Traité des fractures*, tome II, p. 700.
3. Lenoir, *Arch. génér. de médecine*, 1839, tome VI, p. 402.

en arrière, mais le malade ayant succombé, on a pu constater directement l'état des parties. Un éclat de quelques lignes, oblique d'arrière en avant et de haut en bas, avait été détaché du rebord articulaire postérieur. Le fragment s'était déplacé en arrière, suivant les os du carpe. Hamilton admet la possibilité de cette fracture, car il l'a vu souvent se produire par impulsion simple sur le cadavre, mais elle serait rare, car elle exige l'emploi d'une violence exceptionnelle. » C'est là un fait à retenir qui nous servira pour la pathogénie.

IV. — FRACTURE DU BORD ANTÉRIEUR SEUL.

Cette fracture est plus rare que les précédentes ; elle a été décrite par Letenneur qui lui donne le nom de fracture de Rhea Barton renversée, mais elle avait été signalée par Goyrand[1], Bæhr en cite quelques exemples[2].

1. GOYRAND, *Journal heldmad*, 1836, tome 1, p. 665.
2. BÆHR, *Centralblatt für Chirurgie*, 1894, p. 381.

V. — FRACTURE OBLIQUE TRANSVERSALEMENT.

Cette variété est décrite par Voillemier : cet auteur admet que dans quelques cas il y a obliquité du bord cubital au bord radial. Hoffa a vu de même dans quelques cas exceptionnels le trait de fracture, oblique en bas et en dedans.

Obs. III. — Gra, sexe féminin, âgée de 63 ans ;

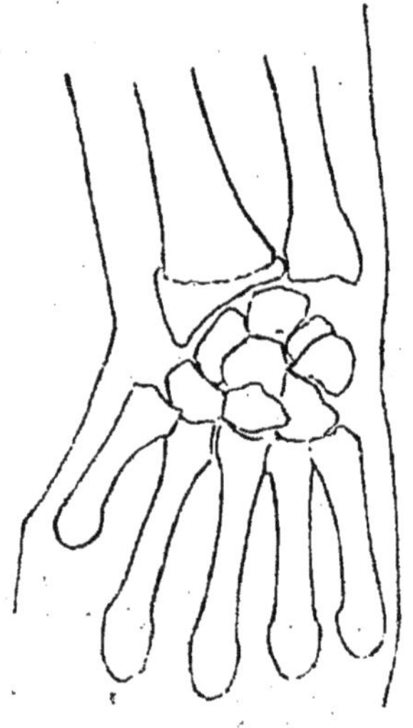

Fig. 3.

se présente à la consultation le 11 novembre 1896. La malade, peu intelligente, ne donne aucun renseignement. Elle ne sait même pas si elle est tombée.

On est frappé par l'existence de deux ecchymoses : l'une occupe la face antérieure de l'avantbras, au niveau de l'espace interosseux; l'autre la face postérieure derrière les 2/3 supérieur du cubitus; une autre ecchymose longue recouvre le dos de la main. Pas de crépitation, ni de mobilité anormale, pas de déplacement : mais la palpation révèle une douleur limitée siégeant à 1 centimètre 1/2 de l'interligne. On fait photographier la malade pour éclairer le diagnostic : on constate qu'il existe une ligne sinueuse que traverse l'extrémité inférieure du cubitus. Appareil plâtré. Guérison.

VI. — FRACTURE DE L'APOPHYSE STYLOÏDE DU RADIUS (FRACTURE D'HUTCHINSON).

« Le docteur Butler, chirurgien résidant à l'hôpital de Brooklyn, a recueilli, dans le service d'Hutchinson, une observation de fracture du radius droit, à la jonction du 1/3 moyen et du 1/3 inférieur, compliquée d'une fracture de l'apophyse styloïde du même os. Le malade avait fait une chute de 30 pieds sur le pavé. La fracture commençait à la base de l'apophyse et descendait obliquement dans l'articulation du poignet en détachant environ 1/3 de la surface articulaire. L'apophyse était remontée sur la face postérieure du radius d'environ 3 centimètres 5 millimètres, sous l'influence du long supinateur : elle était mobile et ne put être réduite.

« Hamilton en a observé un nouveau cas en 1879 ; il a observé en outre une fracture commençant sur le côté interne de l'os et se terminant dans l'articulation en détachant un fragment qui s'étendait au delà de l'apophyse styloïde ; mais il n'y eut pas d'autopsie ; enfin il a produit 2 fois cette fracture dans ses expériences[1]. » Ces deux derniers faits ne doivent pas pour le moment entrer en ligne de compte.

Dudouyt ne l'a observé qu'une fois sur 69

1. HAMILTON, *Traité de fractures et de luxations*, traduction de Poinsot, p. 343-344.

pièces. Mais je crois que la statistique de Dudouyt ne donne pas l'expression de la vérité : ce sont des pièces recueillies sur le cadavre, et le diagnostic rétrospectif de fracture de l'apophyse styloïde doit être souvent difficile.

Voici un cas de ce genre :

Obs. IV. — Le nommé Gira... H. se présente à la consultation avec une déformation

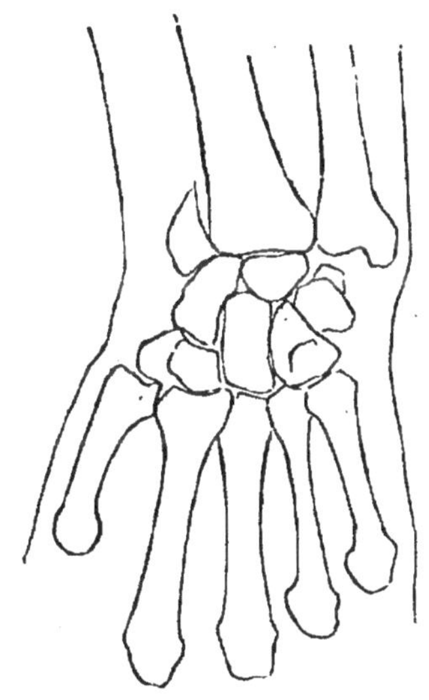

Fig. 4

considérable du poignet. La veille il a fait une chute sur la main, de toute sa hauteur, la main en pronation puis ramenée vers lui. Douleur immédiate, gonflement. La palpation permet de reconnaître, à 2 centimètres environ de l'interligne, une encoche : sur la partie antérieure, douleur à la pression; la pression est surtout douloureuse au niveau du bord externe. La main est en abduction et déjetée vers la face dorsale. Réduction sans chloroforme. Appareil plâtré. Guérison sans incident.

VII. — FRACTURE DU RADIUS AVEC FRACTURE DE LA STYLOÏDE CUBITALE ET DU CUBITUS.

La fracture de l'apophyse styloïde du cubitus, associée à une autre variété de fracture de l'extrémité inférieure du radius, est fréquente. Cette fracture, observée par Nélaton, avait été laissée dans l'ombre par plusieurs auteurs modernes.

Cameron[1] est venu affirmer à nouveau la fréquence de cette fracture; il estime que si sa coïncidence avec la fracture de Colles n'a pas

1. CAMERON, *Glasgow medical journal*, vol. X, n° 3, 1878.

été plus souvent signalée, c'est que l'examen anatomique faisant ordinairement défaut, elle passe le plus souvent inaperçue. Cameron rapporte à l'appui de cette opinion cinq observations, dont quatre relatives à des fractures récentes et une à une fracture ancienne non consolidée. Entre les deux fragments de l'apophyse existait dans ce cas une véritable synoviale.

Poinsot cependant, dans une note annexée au traité d'Hamilton, déclare qu'aucun autre auteur n'a signalé la fréquence de cette fracture, et ne la croit pas aussi fréquente que le faisait supposer la remarque de Nélaton, et la pratique de Cameron[1].

Malgaigne, comme Nélaton, considère cette fracture comme fréquente, il la figure dans un traité et sa planche est reproduite par Demarquay dans un article du D\u1d63 Jaccoud. M. Tillaux déclare dans sa *Chirurgie clinique* qu'il l'a observée dans toutes les autopsies de fracture de l'extrémité inférieure du radius.

Pour ma part, je la déclare extrêmement fré-

1. POINSOT, *Hamilton, traité des fractures*, page 343.

quente : je la trouve sur un nombre important de mes observations :

Elle se présente même sous des aspects variables.

A. La fracture siège au sommet de l'apophyse styloïde.

Obs. V. — Pon..., sexe féminin, 74 ans ; se présente à la consultation le 8 janvier 1897. Rien

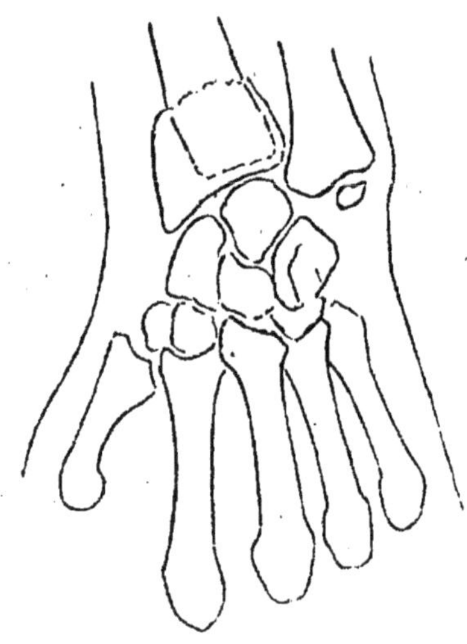

Fig. 5.

dans ses antécédents héréditaires. La malade, descendant de voiture, tombe sur la main gauche : la main fortement fléchie, et en pronation.

A l'examen, on constate un gonflement prononcé de l'avant-bras et de la face dorsale de la main, avec une teinte ecchymotique des téguments. La malade ne peut aucunement se servir de sa main.

Il n'y a pas de déformation en dos de fourchette et la main est déviée vers le bord radial. L'apophyse styloïde du radius et du cubitus sont sur le même plan. La palpation révèle une ligne douloureuse sur le radius, à 2 centimètres environ du sommet de l'apophyse styloïde de cet os ; on trouve aussi une douleur vive au niveau de l'apophyse styloïde du cubitus.

La mobilité anormale est facile à constater. Pas de crépitation. La malade, vu le gonflement, est simplement immobilisée avec une attelle.

Le 13 janvier 1897, réduction sous l'éther. Appareil plâtré avec inclinaison cubitale accentuée.

Le 3 février, on ôte le plâtre : il persiste un certain degré de déviation ; l'apophyse styloïde du radius reste un peu élevée : au niveau du

coude on voit une ecchymose tardive : la gaine
des fléchisseurs est tuméfiée, le cal épais. La
malade arrive cependant à se servir convenablement de sa main.

Obs. VI. — Ler..., Achille, sexe masculin, âgé
de 18 ans, couvreur; tombé le lundi 23 novem-

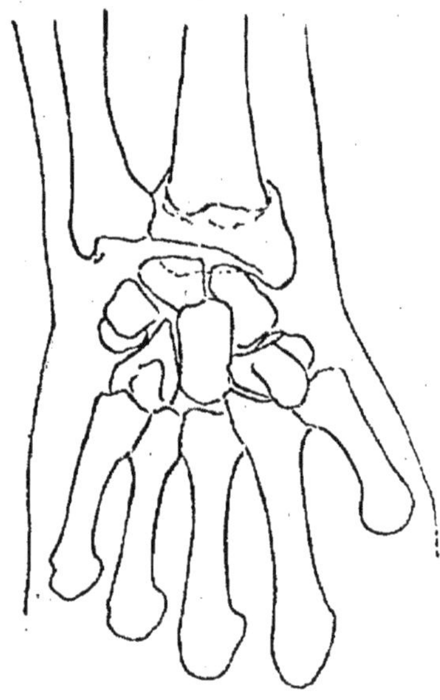

Fig. 6.

bre 1896 d'une hauteur de cinq mètres sur le
sol, le bras droit porte d'abord, puis se met le
coude en abduction forcée.

Le père est mort d'une maladie inconnue; la

mère est bien portante. Les frères et sœurs sont également bien portants.

Rien dans ses antécédents personnels.

A l'examen, on constate au niveau du bras droit un gonflement modéré. Il existe une ecchymose large comme une pièce de cinquante centimes au niveau de l'extrémité inférieure du cubitus.

La déformation est classique et permettrait de faire le diagnostic à distance. En regardant le bras de profil, on voit, à deux travers de doigt de l'interligne, une dépression, puis plus loin une saillie convexe se continuant avec le dos de la main. La main est déjetée vers le bord radial, les apophyses styloïdes sont sur le même plan.

La palpation réveille de la douleur à 1 centimètre au-dessus de l'interligne articulaire. La pression sur l'apophyse styloïde du cubitus et la tête du cubitus ne provoque aucune douleur. Pas de mobilité anormale ni de crépitation.

L'impotence fonctionnelle est absolue, et

l'exploration dénote un peu de parésie dans la sphère du radial, appareil plâtré.

Le malade revient le 8 février 1897, la déviation en dos de fourchette persiste légère ; les fléchisseurs, fortement soulevés, font saillie vers la paume : le malade ne peut se servir de la main. Massage, électricité. L'impotence persistant, le malade entre à l'hôpital chez M. Gérard Marchand. M. Gérard Marchand accuse une réduction imparfaite, mais l'opération montre qu'il y a simplement cal exubérant. Depuis, j'ai appris que le malade retirait souvent chez lui son appareil et ne le remettait que pour venir consulter.

Obs. VII. — Mme Houil…, Virginie, âgée de 36 ans, sans profession, se présente à la consultation le 19 juillet (1896 ou 1897?); son père est mort d'une bronchite à 74 ans, sa mère est morte du choléra, sa sœur morte phtisique, deux autres sœurs bien portantes.

La malade présente une scoliose accentuée à convexité droite, elle a été réglée à 13 ans, et a eu deux grossesses à terme, à 26 et à 29 ans;

elle est anémique, ses membres sont grêles.

Marchant dans la rue, elle heurte une personne venant en sens inverse, si malheureusement qu'elle tombe sur le trottoir; elle tend la

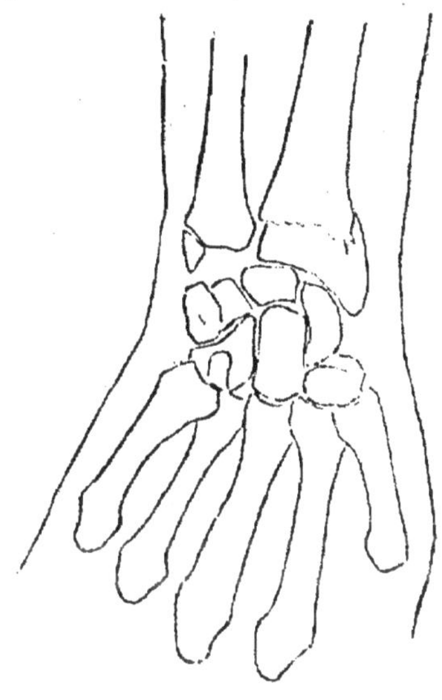

Fig. 7.

main en avant et cette main heurte le sol, la paume en avant, en pronation forcée avec déjettement vers le bord cubital.

Le poignet est très douloureux, encerclé dans des parties molles très gonflées; le diagnostic est difficile, la malade est envoyée à la photographie pour fixer sur la nature de la lésion. En voici le dessin exécuté par M. Contremoulins, on voit une fêlure partant de la base de l'apophyse styloïde, puis traversant l'extrémité inférieure, on voit combien l'attitude et la fracture diffèrent des formes classiques, et on peut déjà prévoir un mécanisme spécial.

Obs. VIII. — Chevrier, Emile, sexe masculin,

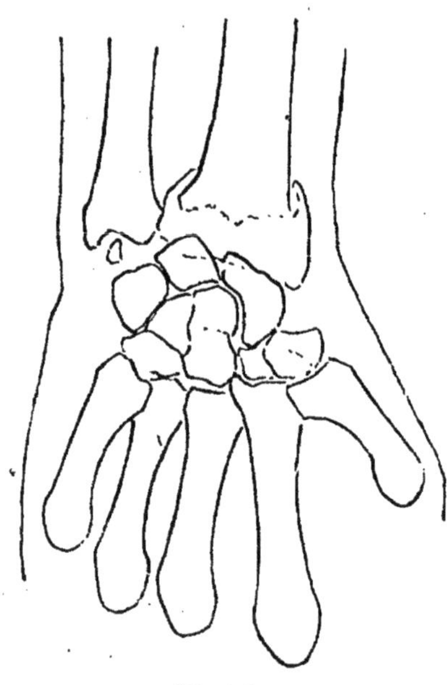

Fig. 8.

28 ans, tonnelier; vient consulter le 25 février 97.

Le 24 février, à 4 heures, le malade, en levant des tonneaux, a glissé et est tombé, d'une hauteur de 1ᵐ,60. Voulant amortir le choc, il porte la main droite en avant et tombe sur la paume de la main en pronation, le pouce contre le corps, le coude fortement porté en dehors. Il éprouve une sensation de douleur vive dans le poignet et remarque aussitôt une augmentation de volume de la région.

Quand on l'examine, on constate un gonflement accentué du poignet en avant et en arrière; Vu de profil, le bras présente une légère déformation en dos de fourchette. L'exploration provoque une douleur violente au niveau de l'apophyse styloïde du cubitus et au niveau de celle du radius. Le poignet est notablement épaissi.

Les mouvements des doigts sont presque impossibles.

Les tentatives de réduction étant douloureuses et sans résultat, on donne l'éther. La réduction se fait facilement. Appareil plâtré.

16 mars, levée de l'appareil; guérison sans déformation.

Obs. IX. — Burst..., Hélène, femme, 58 ans. Le 25 décembre, le matin, la malade glisse et tombe sur le côté. La main gauche, malade, porte sur le sol, probablement sur le dos ou sur le côté, en tout cas pas sur la paume, car la malade tenait de la main, au moment de la

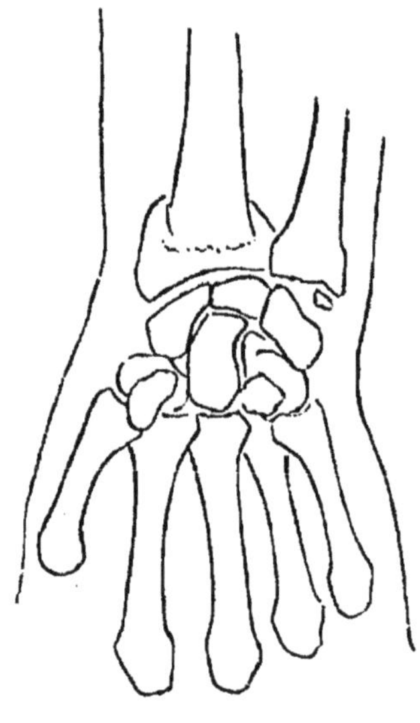

Fig. 9.

chute, sa jupe et sa boîte au lait, et ces objets n'ont pas été lâchés.

Examinée le 26 décembre, la malade présente la déformation suivante. L'interligne articulaire monte vers le radius, la main est déjetée en dehors du côté radial et présente une flexion assez accentuée sur ce bord. Il n'y a pas de douleurs sous l'apophyse styloïde du cubitus. Les plis de la face palmaire du poignet sont longs et profonds.

La face dorsale du carpe est gonflée, mais non douloureuse. La palpation est douloureuse seulement sur une étendue de 6 à 8 millimètres en partant de l'apophyse styloïde du radius. Pas d'ecchymose, pas de gonflement au niveau du foyer de fracture. Pas de crépitation, ni de mobilité anormale.

Réduction. Appareil plâtré. Le 26 janvier on enlève le plâtre, bonne consolidation, les mouvements sont un peu gênés.

Obs. X. — Mme Baill..., 60 ans, sans rien de remarquable dans ses antécédents héréditaires ni personnels, tombe, le 19 novembre 1896, sur la paume de la main, la main en extension forcée.

Le gonflement est peu prononcé ; il n'y a pas de déformation caractéristique, mais seulement un léger déplacement en avant ; crépitation nette ; pas d'ecchymoses, douleur vive, nettement localisée et à 4 centimètres environ de l'interligne.

Réduction et appareil plâtré le 27 novembre 1896, guérison sans incident.

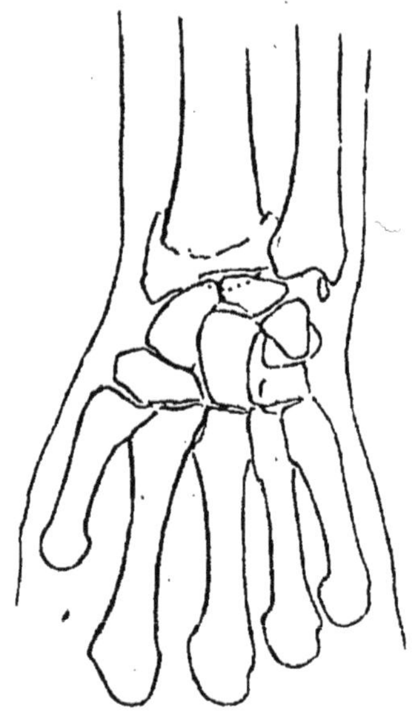

Fig. 10.

Obs. XI. — Peti..., sexe féminin, âgée de 68 ans.

Père et mère morts de maladie inconnue, 2 frères morts de laryngite chronique.

A. P. — La malade a eu 12 enfants dont 4 seulement vivent encore ; elle présente un goître volumineux depuis son enfance ; il a grossi depuis l'âge de cinquante ans. — Rhumatisme noueux au bras gauche. Le 15 novembre, la malade est poussée dans la rue et tombe violemment à terre ; elle vient consulter seulement le 25 novembre.

A l'examen, la malade présente une dépres-

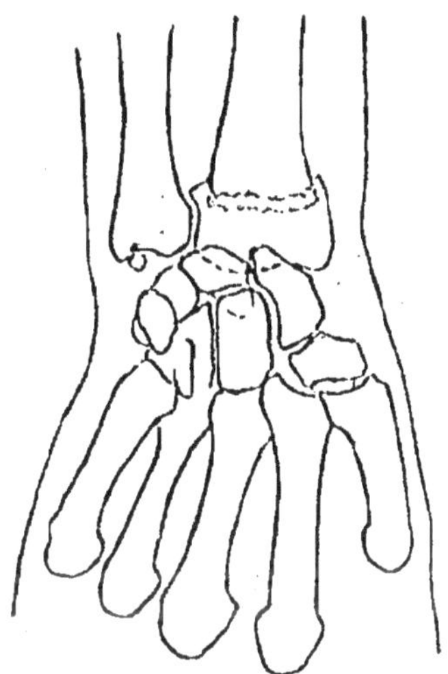

Fig. 11.

sion à concavité dorsale, au niveau du trait de fracture et une déformation typique. L'apophyse styloïde de radius est remontée. Douleur à 1 cent. 1/2 de l'interligne ; la main est déjetée vers le bord cubital et inclinée en dehors. Pas de crépitation ni d'ecchymose. Réduction difficile.

Obs. XII. — Mme W..., Félicie, âgée de 68

ans, domestique ; marchant dans la rue, le 1er mars 1897, met le pied dans un trou qu'elle n'avait pas aperçu et tombe de sa hauteur. Il est impossible à la malade de se rappeler quelle

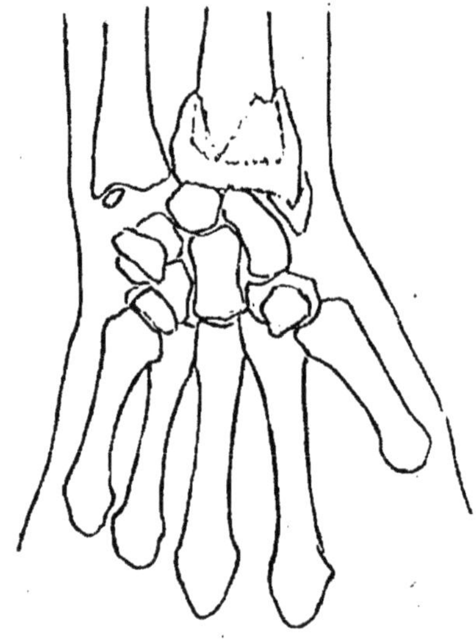

Fig. 12.

était la position du bras quand elle est tombée. Tout ce qu'elle peut dire, c'est que selon toute probabilité le bras droit était ramené le long du corps, l'avant-bras replié contre la poitrine.

Pas de douleur immédiate, ce n'est que quelques minutes après qu'elle perçoit une douleur vive au niveau du poignet, au moment où elle veut s'en servir, le gonflement se produit peu à peu.

La malade vient consulter le 2, le poignet déformé présente la déformation typique en dos de

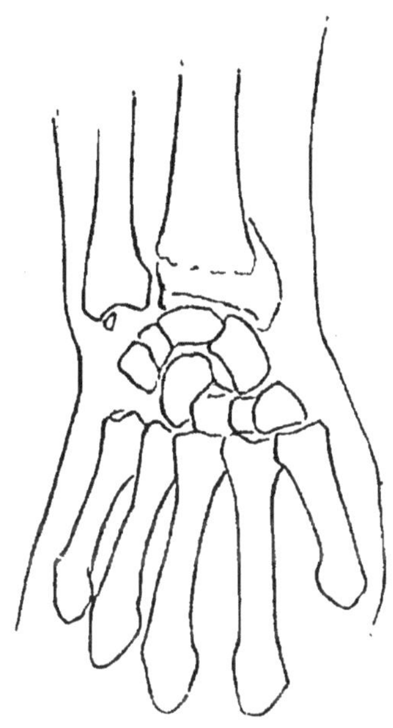

Fig. 13.

fourchette, et la déformation est très accusée.

A la palpation, douleur manifeste au niveau de l'apophyse styloïde du cubitus, ainsi qu'à un centimètre au-dessus de l'extrémité inférieure du radius.

Réduction et appareil plâtré le 4 mars. On lève

l'appareil le 20 mars, la fracture est consolidée sans déformation notable.

Obs. XIII — Voici enfin un autre cliché, non moins typique. Malheureusement l'observation en a été égarée.

B. Elle peut se fracturer au niveau de sa base[1].

Obs. XIV. — Blanchard, Louise, âgée de

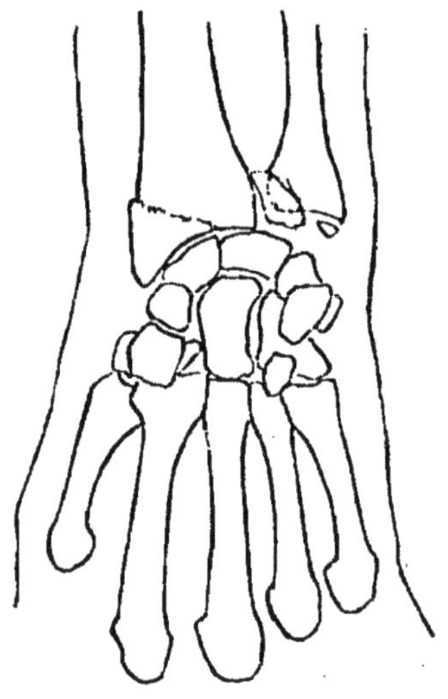

Fig. 14.

54 ans; tombe le 22 mars 1897 de sa hauteur, le bras droit en avant, le coude en dehors, la main en pronation et dirigée directement en dedans ; elle offre sur le bord cubital

1. Voyez obs. VII, page 39.

du bras droit une ecchymose superficielle.

La main est enflée, déjetée sur le bord cubital, la crépitation est manifeste au niveau de l'apophyse styloïde du radius. Douleur au même niveau; pas de douleur du côté du cubitus. Réduction. Appareil plâtré. La malade est revue guérie le 15 avril 1897.

c) Elle peut entamer la partie inférieure du cubitus.

Obs. XV. — Lu..., sexe masculin, 72 ans. Aucun renseignement sur les antécédents héréditaires. Lui-même a eu la variole à 12 ans, il n'est ni alcoolique, ni syphilitique, mais il est rhumatisant : il a eu deux enfants, l'un est mort de la fièvre typhoïde; l'autre est une fille qui est mariée et bien portante.

Le 15 mars 1897, en voulant pousser une voiture devant lui, le malade tombe en avant, sur le dos de la main gauche, du côté gauche, dit-il. Il est difficile de savoir en somme comment.

Huit jours après, le malade vient consulter à l'hôpital. A son arrivée, on constate une aug-

mentation de volume considérable de l'extrémité inférieure du radius. — L'apophyse styloïde du radius est remontée au-dessus de celle
du cubitus; enfin, point plus particulièrement

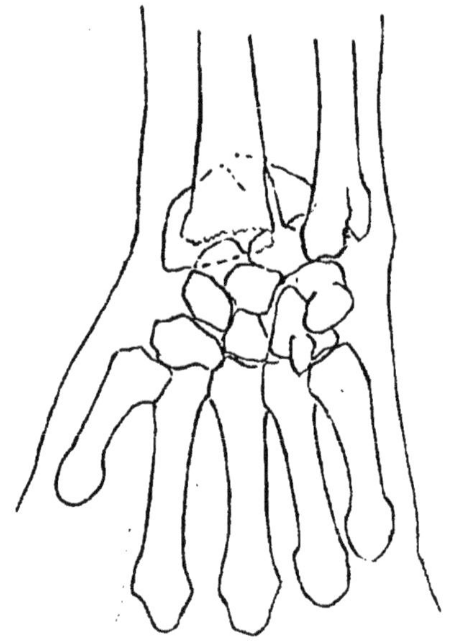

Fig. 15.

intéressant, on sent au niveau de l'extrémité
inférieure du cubitus, sur le bord et près de la
face dorsale une petite saillie qu'il est facile de
mobiliser et au niveau de laquelle on provoque
de la crépitation. La douleur est très vive à la
pression à un centimètre au-dessus de l'interligne.

La réduction est facile. — Le malade est revu consolidé.

Obs. XVI. — Le nommé Guichard, 45 ans, courant dans la rue, tombe sur la paume de la

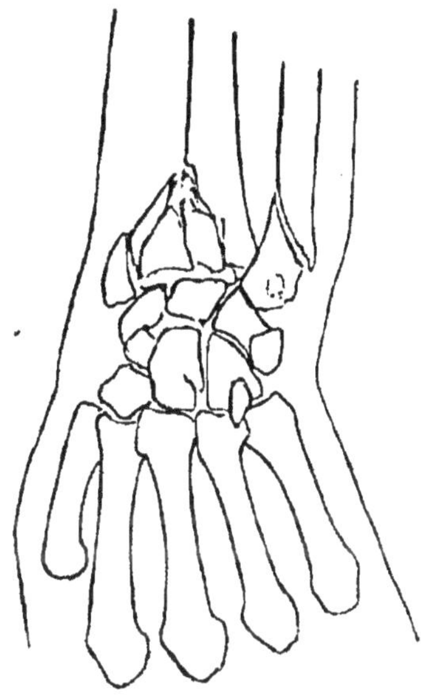

Fig. 16.

main ramenée vers lui, le coude écarté. — Douleurs violentes, la main est ballante et inerte. Le lendemain il vient consulter.

A l'examen, on constate que la main est déjetée par sa base du côté radial, l'axe se portant en avant et en dedans : la main est pendante. Dès qu'on saisit la main, on constate une mobilité anormale absolument nette. La main est facilement refoulée du côté radial. On sent alors en dedans, au-dessus de l'interligne, la saillie du fragment cubital qui soulève la peau. La crépitation est manifeste. La palpation est douloureuse surtout au-dessus de l'apophyse styloïde du cubitus. Réduction sous le chloroforme. Appareil plâtré. Guérison.

VIII. — FRACTURE VERTICALE.

Ces fractures sont exceptionnelles : elles compliquent ordinairement les variétés précédentes. Dans un cas de Dupont et de Désormeaux [1] un trait de fracture dirigé en haut et en dehors divisait en deux parties le 1/3 inférieur du radius. Hamilton figure, page 342, des fractures analogues. Produites soit par des écrasements antéro-postérieurs, soit par de très

1. DESORMEAUX, *Bulletin de la Société de chirurgie*, 1853, page 551.

grandes violences, elles ne sauraient nous inté-
resser.

IX. — FRACTURE DU REBORD POSTÉRIEUR DE LA PETITE CAVITÉ SIGMOÏDE.

Ces variétés sont aussi absolument exceptionnelles. Bennett cité par Rieffel aurait vu la
fracture de toute la partie du radius qui porte la
petite cavité sigmoïde du cubitus. — Dudouyt
aurait vu la fracture du bord postérieur seulement de cette cavité. Ce sont les seuls cas
signalés.

ÉTIOLOGIE

Tous les grands traumatismes peuvent produire des fractures de l'extrémité inférieure du radius. Des coups de feu; des chocs directs portant sur l'avant-bras, reposant à plat sur un objet résistant ou le sol, peuvent amener une solution de continuité de l'os. Parfois même il suffit d'un choc sur le bras pendant, l'observation suivante en est un exemple.

Obs. XVII. — D..., Henri, 17 ans, vient consulter le 2 novembre, 1 heure 1/2 après l'accident.

Le poignet gauche est gonflé, légèrement violacé, la main est très légèrement déviée vers le bord cubital. La déformation en dos de fourchette n'est pas très sensible.

A 3 centimètres au-dessus de l'apophyse styloïde du radius, on perçoit le trait de fracture, en ce point le malade accuse une vive douleur.

Du côté du cubitus, à 1/2 centimètre au-dessus de l'apophyse styloïde, il y a un peu de douleur.

L'accident est arrivé pendant une récréation, l'enfant jouait au ballon avec ses camarades, lorsque le ballon, vigoureusement lancé est venu frapper la face palmaire du poignet et de l'avant-bras. Le malade n'a pas été renversé. La fracture résulte donc bien d'une cause directe.

L'examen radiographique n'a pu être fait.

Le 4 novembre, on pose un appareil plâtré.

Le 15 novembre l'enfant revient. Le plâtre est levé, et l'on constate que la consolidation s'est faite dans de bonnes conditions ; les mouvements sont tous possibles. On ordonne au malade du massage et des bains sulfureux, et on lui recommande de venir faire constater son état au bout d'une huitaine de jours.

Le 19 novembre, l'enfant revient, il souffre encore un peu, le cal est assez gros. On lui recommande de continuer le massage et les bains.

Mais ces fractures de cause directe sont très irrégulières et échappent à toute description. Leur mécanisme ne présente rien de particulier.

La grande majorité des fractures est la conséquence de chutes sur la paume de la main, plus rarement de chutes sur la région dorsale, enfin exceptionnellement de chutes sur la région métacarpienne.

En somme, le plus souvent, chutes sur la paume ou sur le dos de la main. Mais rien de plus complexe en réalité que ces mouvements en apparence si simples. Si la main reposant par la paume sur une surface plane, on plie le corps en avant, on se rend immédiatement compte que les mouvements d'extension et de flexion ne se produisent pas seuls, mais aussi des mouvements de torsion et de latéralité. Et seuls, ces mouvements de torsion et de latéralité peuvent expliquer les fractures partielles,

dont j'ai rapporté plus haut quelques exemples.
C'est à l'étude de ces mouvements et de leur
influence sur le mécanisme de fracture que
nous ·consacrerons cette étude. Nous verrons si, rapprochés des constatations anatomo-
pathologiques, ces faits peuvent élucider le
mécanisme si discuté des fractures du radius.

MÉCANISME DE LA FRACTURE

Le mécanisme, tel est le point sur lequel nous devons surtout insister, mais pour en comprendre l'intérêt, il nous faut par l'exposé des travaux successifs montrer ou en est la question.

Historique. — Ambroise Paré[1] ne donne de ces fractures qu'une indication vague ; sans chercher à les expliquer.

Pouteau[2], qui le premier a insisté sur ces fractures, fait remarquer que le radius concave en dedans, écarté du cubitus au niveau de sa partie moyenne, repose sur cet os par ses deux extrémités ; les muscles en se contractant abais-

---

1. Ambroise Paré, *OEuvres complètes*, édit. Malgagne. T. I.
2. Pouteau, *OEuvres posthumes*. T. II, page 253.

seraient le cintre formé par le radius et le fracturerait. Voici comment il s'exprime :

« Les effets d'une de ces chutes aussi lourdes qu'imprévues, obligent subitement la main à être sur la défensive, et à soutenir tout le poids du corps. La contraction la plus forte de tous ces muscles, tant pronateurs que supinateurs, agit subitement et avec violence sur le cintre des os de l'avant-bras; et peut avoir dans cet instant la même action qu'un poids équivalent à la force de cette contraction.

« Or, l'effet qui doit en résulter, est d'enfoncer le ceintre et de le casser. C'est ainsi que la rotule, qui offre sans doute plus de résistance, est souvent cassée en travers, par le seul effort de contraction des muscles. Peut-être y a-t-il plus d'une autre espèce de fracture qui ne ne reconnaît, pour cause principale, que quelque contraction analogue à celle dont on vient de parler.

« La fracture, au reste, qui proviendra de pareille cause, ne se fera, le plus souvent, qu'à un seul os, et par préférence au radius, parce que les muscles pronateurs ont plus de force que les supinateurs. La contraction, presque transversale du muscle carré, qui doit avoir la plus grande part à cette fracture, a plus de prise sur le radius, auquel le muscle s'attache, que sur le cubitus, qui est son point fixe.

« D'ailleurs, le muscle carré s'avance sur l'os du rayon jusqu'à la lèvre externe, et va beaucoup moins avant sur l'os du coude, dont il n'occupe que la face qui avoisine le ligament interosseux. »

Nous ne nous arrêterons pas sur cette théorie de Pouteau. Il suffit de remarquer combien sont mal disposés les muscles pour produire une action aussi énergique. Le muscle pronateur, agent principal d'après Pouteau, ne saurait que serrer l'une contre l'autre les deux extrémités ; et n'agit nullement sur le centre. Il faudrait dans ces conditions des muscles autrement puissants que les pronateurs pour produire la fracture.

Goyrand[1] vit plus juste. Le poids du corps

1. GOYRAND, *Gazette médicale*, 1832, page 645.

est soutenu tout entier par le membre supérieur; le carpe, brisé par un grand nombre
d'articulations mobiles, décompose le choc et
résiste, mais le radius pressé entre le poids du
corps et le carpe appuyé sur le sol se brise et
cette fracture a lieu ordinairement à l'extrémité
inférieure de cet os parce que cette extrémité
inférieure spongieuse et molle est le point ou
se concentre toute la violence du choc.

Dupuytren[1] reprend la question, mais se borne
à reproduire en grande partie les idées de Goyrand sans rien ajouter d'essentiel à sa théorie.
Goyrand revient alors sur les mêmes faits dans
un nouveau mémoire. Pour la première fois il
distingue les chutes qui se produisent sur la
paume de celles qui se produisent sur le dos de
la main et montre que les lésions ne sont pas
les mêmes dans les deux cas, mais il ne modifie
pas sa pathogénie : le radius pressé entre le
poids du corps et le sol se brise au niveau de
la partie inférieure parce que là est la por-

1. Dupuytren, *Leçons orales*. Juin 1833.

tion spongieuse, c'est-à-dire faible de l'os.

Diday[1] fait intervenir la notion de la projection du bras. « Le membre supérieur se porte en
avant pour prévenir les effets d'une chute sur la
face, et rencontre le sol dans une direction oblique en bas et en avant. La force employée à
produire la fracture se décompose en deux forces que l'on peut séparer par la pensée : l'une
parallèle au plan du sol et qui, par cela même
est nécessairement et complètement neutralisée ;
l'autre perpendiculaire à ce même plan, et par
conséquent la seule qui puisse agir. Mais cette
force verticale rencontrant le radius dans la situation oblique, où il se trouve naturellement porté
au moment de la chute, il est clair que la solution
de continuité, devant, comme dans toutes les fractures par contre-coup, affecter la même direction
que celle de la force qui la détermine, se fera ici
suivant une ligne oblique en bas et en avant
par rapport au radius considéré dans la position
qu'il occupe sur un sujet en station verticale. »

1. DIDAY, *Archives générales de médecine*, 1837, page 142.

« Ces détails, d'une précision mathématique, nous ont semblé nécessaires, ajoute Diday, pour mieux faire comprendre comment il arrive que les fractures du radius s'opèrent constamment dans le même sens ; ils rendront ainsi plus facile peut-être la conception des cas dans lequels la fracture s'effectue suivant une direction tout à fait opposée, c'est-à-dire oblique en bas et en avant. Si notre interprétation est fondée, ne nous conduit-elle pas à penser que ces cas sont précisément ceux où la fracture a eu lieu à l'occasion d'une chute sur la face dorsale du poignet. La rareté de cette circonstance comparée à la rareté non moins grande de l'espèce de fracture que nous venons d'indiquer, serait encore une raison de plus pour faire admettre l'explication proposée. »

Voillemier[1] est éclectique et nous retrouverons plus tard la deuxième partie de son mémoire. Contentons-nous de citer pour le moment les

1. VOILLEMIER, *Archives générales de médecine*, 1842. T. XIII, p. 267.

points qui confirment la théorie de la pénétration.

D'après Voillemier le radius celluleux à ses extrémités est presque exclusivement composé de tissu compact dans son milieu où il ne présente qu'un canal médullaire très étroit. L'épaisseur des parois, toujours très considérable dans cette partie, varie de 4 à 6 millimètres, tandis qu'à l'extrémité inférieure elle est si mince qu'à peine il est possible de la mesurer. Cette couche de tissu compact diminue assez rapidement en arrivant près de l'extrémité renflée de l'os, et à 1 millimètre au-dessus de la surface articulaire, elle ne présente plus qu'une lame extrêmement fragile et quelquefois aussi mince qu'une feuille de papier. Il est remarquable qu'à la face antérieure, le tissu compact se prolonge un peu plus bas qu'à la face postérieure. Ces faits une fois établis, il est facile d'expliquer certaines fractures du radius, les plus communes selon Voillemier, qu'il désigne sous le nom de fractures par pénétration.

Dans une chute sur la paume de la main, quand le radius repose sur la face dorsale du carpe, toute la puissance du choc est transmise directement à l'os et tend à rapprocher ses extrémités. Mais les parois du radius ne présentant pas partout la même épaisseur, la même résistance, la solution de continuité devra naturellement avoir lieu dans les points les plus faibles. C'est ce qui arrive en effet. Le radius se brise là où la lame de tissu compact a presque cessé ; et comme c'est là que commence aussi l'extrémité renflée de l'os, les parois fragiles fléchissent dans ce point et le tube solide de tissu compact pénètre dans le tissu spongieux.

Cette pénétration pourrait avoir lieu de différentes manières : si l'extrémité de l'os est volumineuse, si le choc lui a été transmis bien directement, si les parois osseuses ont cédé à peu près en même temps sur toute la circonférence, le fragment supérieur pénètre d'emblée dans l'inférieur où il descend de plusieurs millimètres et les deux fragments restent enclavés. Si l'effort de la chute est plus considérable, le fragment supérieur continue à descendre et le fragment inférieur pressé entre lui et le carpe

se divise en plusieurs pièces : l'apophyse styloïde est arrachée et la surface articulaire
véritablement écrasée : c'est la variété que
Dupuytren nommait fracture par écrasement.

Nélaton [1] vint enfin donner à la théorie de
l'écrasement l'appui de sa haute autorité : « La
théorie, d'accord sur ce point avec l'expérience,
démontre, dit-il, que le carpe n'a aucune propen-
sion à se déplacer, tandis que le radius supporte
tout l'effort de la chute. En effet, voici ce qui
se passe alors : la main, fortement ramenée en
arrière, forme avec l'avant-bras un angle presque droit; or, dans cette position, la rangée
antibriachiale des os du carpe est soudée
presque à angle droit sur la rangée métacarpienne, de telle sorte que la convexité de la
surface articulaire qu'elle présente aux os de
l'avant-bras, regarde directement en arrière ;
l'avant-bras, formant un angle droit avec la main,
vient donc presser directement sur l'espèce de

---

1. NÉLATON, *Éléments de pathologie chirurgicale*, 1864.

voûte que lui offre la première rangée des os du carpe. Celle-ci résiste en s'appuyant : 1° sur le sol par son extrémité interne constituée par le pisiforme; 2° sur le trapèze par son extrémité externe que forme le scaphoïde; 3° sur la saillie du grand os et de l'os crochu, qui soutiennent le milieu du cintre qu'elle représente. Ainsi, tout ce que pourrait faire cette pression exagérée, ce serait d'écraser, pour ainsi dire, cette voûte sans faire perdre aux os du poignet leurs rapports normaux. Le cubitus ne s'articulant que médiatement, et par une surface très oblique avec le pyramidal, le radius se trouve seul pressé entre la résistance du sol et le poids du corps, accru par la vitesse de la chute et il se rompt à peu de distance de l'articulation. »

Bonnet [1] a, à son tour, adopté la théorie de l'écrasement.

Entre temps, une autre théorie se faisait jour.

---

1. BONNET et PHILLIPEAU, *Traitement de fractures de l'extrémité inférieure du radius. Bulletin général de thérapeutique,* 1850, p. 207.

Bouchet [1], dans le but de produire des luxations du poignet, essaye de porter avec force la main en flexion forcée, soit sur la face antérieure de l'avant-bras, soit sur la face postérieure et obtient constamment, une fracture de la partie inférieure du radius : quelquefois il existe aussi une fracture de l'extrémité inférieure du cubitus, ou plutôt de son apophyse styloïde. D'autres fois, il existe une fracture ou même plusieurs dans les os du carpe. Bouchet, en somme, produisait l'arrachement. Il ne sut malheureusement pas tirer partie de son expérience : il se contente de constater que la fracture est plus fréquente que la luxation du poignet, il ne cherche pas à expliquer le mécanisme de la fracture.

C'est en somme Voillemier [2] qui, le premier, émet la théorie de l'arrachement ; il ne l'avance encore que timidement et pour certains cas seulement.

1. Bouchet, Thèse de Paris, juillet 1834.
2. Voillemier, Mémoire cité.

Il est, dit-il, un autre mécanisme des fractures de l'extrémité inférieure du radius, c'est l'*arrachement*. On a cité des arrachements d'une petite portion du rebord articulaire, ou d'une des apophyses styloïdes, dans les cas où l'articulation du poignet présentait de graves désordres ; mais personne n'a parlé de véritables fractures du radius intéressant toute l'épaisseur de l'os et produites par ce mécanisme. Les auteurs même qui ont écrit que dans une chute, sur la main, il y avait quelquefois, à la place d'une fracture de l'os, un décollement de l'épiphyse, n'ont pas indiqué que ce décollement avait eu lieu par arrachement. Voillemier est conduit par le hasard à constater quelle influence ce mode de violences pouvait avoir dans la production des fractures. En 1849, cherchant à opérer sur le cadavre des luxations du poignet, par une flexion ou une extension exagérée de la main, il sentit sur un avant-bras un craquement sec et semblable à celui que produit la fracture d'un os. Il pensait d'abord n'avoir déchiré que les ligaments, parce qu'il n'y avait aucune déformation du membre et qu'on obtenait avec peine une mobilité obscure sans crépitation, mais la partie disséquée montra qu'il existait une véritable fracture, intéressant toute l'épaisseur de l'os et presque transversale. Il renouvela cette expérience plusieurs fois depuis, avec des résultats assez variables : sur les jeunes sujets, il put facilement produire un décollement de l'épiphyse. Quelquefois même ce décollement se produisit sur des sujets d'un certain âge ; il l'obtint sur un homme de 24 ans, de constitution athlétique. Quand l'épiphyse est complètement soudée, et que son tissu se continue intimement avec celui de la diaphyse, il remarque que, tantôt on ne détache qu'un éclat oblique plus ou moins considérable de la face antérieure ou postérieure de l'os, tantôt un fragment externe auquel reste attaché l'apophyse styloïde, tantôt enfin un fragment qui intéresse toute l'épaisseur de l'os et épais de 6 à 8 millimètres, les arrachements ont lieu surtout quand la main est portée dans l'extension, à cause de la puissance du ligament antérieur.

De tous ces faits, il conclut que le décollement de l'épiphyse n'a jamais lieu que par arrachement, et que l'on devrait rapporter à ce mécanisme les fractures dans lesquelles le membre a conservé sa configuration normale, avec absence de crépitation, ne donnant qu'une mobilité obscure, parce que les fragments sont encore unis par un grand nombre de liens fibreux, dans lesquelles enfin il y a prédominance du symptôme de l'entorse.

En somme Voillemier avait parfaitement vu le mécanisme de la lésion et ses variétés, mais il ne sut pas généraliser ses résultats. Et cependant il rapportait deux faits typiques que je cite en raison de leur caractère démonstratif. Au milieu de décembre 1840, un homme âgé de 35 ans, menuisier, se présente à la consultation de l'Hôtel-Dieu. Il raconte comment s'étant butté à une marche basse au fond d'une allée, il était tombé en avant et comment ses deux mains portèrent sur le bord d'un escalier. Cet homme, très intelligent, indique nettement que la première moitié seule de la main a porté et non le talon, qu'il a eu le poignet forcé, et qu'il a senti au même instant un craquement dans cette partie.

Le 2ᵉ cas est celui d'un homme de 35 ans reçu dans le service de M. Lamy, à l'hôpital de la Clinique. Il raconta qu'un de ses camarades, très robuste, lui avait en jouant fortement fléchi le poignet. Il ne se rappelait pas avoir senti un craquement, parce qu'il éprouva, dit-il, dans cet instant une douleur excessive. Il indiquait avec une grande précision une douleur siégeant à près d'un centimètre au-dessus de l'articulation.

Foucher tend à faire jouer lui aussi un rôle important aux ligaments, mais en se basant sur des raisonnements *a priori*.

Lecomte[1], le premier, a résolument défendu la théorie de l'arrachement.

Il établit que : 1° Dans les chutes sur la paume de la main, le radius ne saurait être considéré

1. LECOMTE, *Archives générales de médecine*, 1861, tome XVII, page 53.

comme pris entre deux forces opposées, transmises directement à ses deux extrémités, l'impulsion du corps et la résistance du sol. Le choc qui s'exerce à la paume de la main n'est pas directement transmis à l'extrémité inférieure de l'os ; il se produit au contraire toujours sur un point situé plus ou moins en avant de l'axe prolongé du radius. Le mécanisme de la transmission directe du choc n'est nullement fondé ;

2° Que le pisiforme articulé en outre très obliquement avec le pyramidal, qui correspond au fibro-cartilage radio-cubital, ne peut transmettre plus ou moins directement l'effort de la chute à cette extrémité radiale. Jamais, dans les chutes sur la paume de la main, il ne porte sur le sol. On peut s'en assurer, dit-il, par la petite expérience suivante : sur la saillie du pisiforme, très facile à reconnaître au poignet, on fait une petite empreinte à l'encre ; si alors, appuyant la face palmaire sur une surface plane, l'avant-bras relevé perpendiculairement, on presse même avec force, on ne voit jamais l'empreinte se dessiner sur cette surface ; on peut même alors abaisser graduellement l'avant-bras dans une position très oblique, et en quelque sorte parallèle à la main ; le résultat de l'expérience est toujours négatif. Jamais donc dans les chutes sur la paume de la main, qui d'ailleurs aussi sont les seules admises par M. Nélaton, le pisiforme, un des piliers de la voûte carpienne en question, ne porte sur le sol ;

3° Que jamais le scaphoïde ne repose sur un point quelconque de la face dorsale du trapèze, ne le surplombe en quelque sorte ; quand on place la paume de la main sur une surface plane, l'avant-bras relevé, le trapèze se trouve en avant et en dehors du scaphoïde, uni à lui bout à bout, par une simple arthrodie, et ne lui fournissant aucun point d'appui, même dans l'extension du poignet la plus marquée.

Quand on pose la main sur sa face palmaire, l'avant-bras relevé verticalement, on constate aisément qu'en admettant même le choc se produisant contre les parties les plus reculées des éminences thénar et hypothénar, c'est-à-dire sur la rangée métacarpienne du carpe, cette transmission directe est tout à fait impossible. En effet, l'apophyse du trapèze, d'une part, celle de l'os crochu, de l'autre, sont situées à près de 2 centimètres en avant du bord postérieur de la cavité articulaire du radius.

Il conclut de ces considérations :

1° Que dans les chutes sur la paume, la première rangée des os du carpe ne porte jamais sur le sol : cette rangée, ou rangée antibrachiale, faisant partie du poignet, ne peut transmettre directement à l'extrémité du radius le choc provenant de la résistance du sol ;

2° Dans ces mêmes chutes, l'effort est supporté surtout par les éminences thénar et hypothénar, c'est-à-dire par la partie postérieure du métacarpe, et peut-être aussi par la deuxième rangée du carpe. Cette dernière rangée métacarpienne, coudée à angle droit sur la première, dans l'extension forcée, ne reçoit le choc que par les apophyses du trapèze et de l'os crochu, lesquelles, situées à près de 2 centimètres en avant du bord postérieur de la surface articulaire du radius, ne peuvent effectuer une transmission directe.

Il est ainsi conduit à rejeter entièrement la théorie mécanique de la transmission directe du choc;

3° Que, dans les chutes sur la paume de la main, l'extension forcée détermine une distension violente du ligament radio-carpien antérieur; — ce ligament supporte, en outre, toute la pression de haut en bas du poids du corps, qui tend à enfoncer la petite voûte formée par la première rangée des os carpiens.

C'est dans cette double action mécanique sur les ligaments, distension et pression, que consiste le mécanisme proprement dit de l'arrachement;

4° Enfin, le ligament radio-carpien antérieur est l'agent de cet arrachement, et après sa section, les divers procédés d'expérimentation qui déterminent si facilement sur le cadavre, soit par extension forcée, soit par percussion, des fractures artificielles de l'extrémité inférieure du radius, ne peuvent les produire dans aucun cas.

5° Toutes les fractures indirectes de l'extrémité du radius, survenant à l'occasion des chutes sur la paume de la main, se produisent toutes dans le deuxième degré d'extension, extension forcée à angle droit, dans laquelle l'avant-bras, et par conséquent le radius, sont perpendiculaires sur le dos de la main ;

6° L'extension forcée qui peut résulter, comme nous venons de le voir, du renversement de la main sur la face postérieure de l'avant-bras, et quelquefois simultanément du renversement de l'avant-bras sur la face dorsale de la main, et qui de plus est constante dans tous les cas où se produit la fracture indirecte de l'extrémité inférieure du radius, est capable, en agissant seule, de déterminer cette fracture par arrachement.

Lecomte a multiplié les expériences et les faits pour confirmer sa théorie.

La théorie de l'arrachement admise et appuyée par M. Tillaux semblait donc devoir triompher. Il n'en est rien, depuis ce mémorable mémoire, de temps à autre, paraissent des travaux qui viennent remettre la question en doute.

M. Hennequin[1], dont on connaît la compétence en ces questions, l'attaque et lui oppose les faits suivants :

1° Le ligament antérieur du carpe ne peut avoir d'action sur l'extrémité inférieure du radius que quand la main fait avec l'avant-bras un angle droit ouvert en arrière. Comme ce degré d'extension est rarement réalisé dans la chute sur la paume de la main, il faut l'intervention d'un autre facteur ;

2° L'arrachement ne peut rendre compte de l'écrasement de l'extrémité inférieure du radius, accident qui est loin d'être exceptionnel ;

3° L'arrachement ne peut donner l'explication rationnelle de l'ascension du fragment inférieur et de son engrènement ;

4° La déviation en arrière de l'extrémité supérieure du fragment inférieur, en avant de l'extrémité inférieure du fragment supérieur,

____

1. HENNEQUIN, *Revue de chirurgie*, 1894.

reste tout aussi obscure, tout aussi inexplicable dans la théorie de l'arrachement;

5° L'inclinaison simultanée des extrémités engrenées des fragments vers le bord externe du cubitus ne peut être sous la dépendance des os du carpe.

Bœhr, de son côté dans un récent article[1], estime que la fracture se produit par une sorte de flexion de l'extrémité inférieure et adresse à la thèse de Lecomte des objections d'ordre rationnel dont beaucoup me semblent n'avoir qu'une faible valeur. Dudouyt enfin fait intervenir un mécanisme complexe dans lequel le ligament antérieur jouerait seulement le rôle d'arrêt et se combinerait à une pression de bas en haut sur l'extrémité opposée de la surface articulaire. Nous verrons ce qu'il faut penser de ces théories.

1. Bæhr, *Centralblatt für Chirurg.*, 1894.

Critique des théories et expériences personnelles.

En somme, ces travaux récents ont mis en question des faits qui paraissaient acquis et on peut dire qu'il existe actuellement trois théories.

1° La théorie de la pénétration ou du levier osseux soutenue par Nélaton, Malgaigne et, plus récemment, Hennequin :

La première rangée des os du carpe repose sur le sol en formant une voûte ; le poids du corps est transmis au radius par le ligament interosseux. La résistance vient se concentrer sur la partie inférieure du radius qui se fracture parce qu'elle représente la partie la plus faible de l'os ;

2° La théorie de l'arrachement, soutenue par Voillemier et Lecomte, qui s'explique d'elle-même ;

3° La théorie du refoulement : le radius

appuyé sur le carpe, maintenu par les ligaments s'arrache du côté de l'extension et cède du côté opposé à la pression de bas en haut du carpe et éclate : cette théorie exposée par Bœhr et soutenue pour quelques cas par Dudouyt, sans se confondre avec celles de l'écrasement, s'oppose cependant dans une certaine mesure à celle de l'arrachement.

Pour ma part, tous les faits que j'ai observés et les expériences que j'ai pu faire montrent que la théorie de l'arrachement peut seule expliquer les faits. Mais le mécanisme est beaucoup plus complexe qu'on ne l'a cru jusqu'ici. En effet, il ne se passe pas seulement dans le poignet des mouvements d'extension et de flexion ; il s'y joint encore des mouvements de latéralité et de torsion. Nous aurons à examiner comment ils peuvent intervenir.

Sans nous égarer dans des discussions techniques ou des considérations d'ordre purement rationnel, prenons les faits et voyons ce qu'ils nous montrent.

I. C'est un phénomène singulier que la localisation quasi constante du trait de fracture au niveau de la partie la plus large et en apparence la plus résistante de l'os. Cette constance de la localisation, malgré l'intensité variable du choc, malgré la diversité des attitudes prises par la main au moment où elle rencontre le sol, ne peut s'expliquer que par une disposition spéciale de l'os ou de la région. C'est cette disposition qu'on s'est ingénié à trouver.

1º Certains auteurs ont prétendu que l'extrémité inférieure du radius était le point le plus faible de l'os. Ce premier point méritait d'être vérifié.

Pour ce faire, j'ai entrepris une série de recherches au laboratoire des Ponts et Chaussées avec l'aide et le contrôle du personnel du laboratoire.

Le radius est sectionné en segments de 2 cent. de hauteur convenablement planés, de manière à rendre les surfaces parallèles. Les fragments sont placés verticalement entre les deux plateaux d'une presse hydraulique. Ces presses permettent d'exercer sur les surfaces des pressions régulièrement croissantes, en même temps qu'un manomètre indique la valeur des charges en kilogs.

Dans une première série d'expériences que j'ai communiquées à la société anatomique [1], j'ai comparé la résistance de l'extrémité inférieure du radius à celle du corps. Or, tandis que le corps ne se rompait que sous une charge de 1,200 kilogs, l'extrémité inférieure se rompait sous une charge de 800 kilogs. L'extrémité inférieure est donc plus faible que le corps.

Dans une deuxième série plus importante, j'obtiens les résultats suivants.

Un segment de la partie moyenne du corps long de 2 centimètres, soumis à une charge progressivement croissante, se rompt sous une charge de 1,000 kilogrammes.

Un segment de même longueur, emprunté à l'extrémité inférieure, de la surface articulaire

1. PAUL DELBET, *Expériences sur la résistance du radius aux pressions verticales. Société anatomique*, 1897.

à 2 centimètres au-dessus, se rompt sous une charge de 330 kilogrammes.

Un segment de même longueur emprunté à l'extrémité supérieure, de la surface articulaire supérieure à 2 centimètres au-dessous, s'écrase à 200 kilogrammes; mais c'est alors le rebord cupulaire seul qui cède. Si tenant compte de ce que, sur le vivant, le condyle huméral repose surtout sur le centre, on continue la pression, la fracture se produit à 260 kilogs.

Ces expériences démontrent que, dans le radius, le point faible c'est l'extrémité supérieure qui cède à une charge de 260 kilogrammes, c'est-à-dire sous une pression de 70 kilogrammes inférieure à celle qui est nécessaire pour écraser l'extrémité supérieure.

2° Mais dans ces expériences je supprime deux facteurs importants : la courbure de l'os, ses moyens d'union avec le cubitus et les parties molles de l'avant-bras, et l'on va voir que ce sont là des éléments extrêmement importants.

Je prends un radius, cette fois entier, et

après avoir plané les deux extrémités, je le place debout entre les deux plateauxde la presse. Voici alors ce qui se passe.

L'os reste d'abord rectiligne, puis, à mesure que la charge augmente, on le voit s'infléchir vers sa face externe, en exagérant sa courbure normale. Cette inflexion est modérée jusqu'à 230 kilogrammes, mais à ce moment l'inflexion augmente brusquement et la pression tombe considérablement dans le manomètre. Que s'est-il passé? Il s'est passé une modification dans l'action de l'os. Il agissait d'abord comme une colonne rigide; la limite de résistance à la flexion étant dépassée, il s'est infléchi et n'agit plus alors que comme un arc faisant effort par l'élasticité de sa courbure, sur les forces qui compriment ses extrémités. Si l'on continue à faire agir la force, l'os se déforme de plus en plus jusqu'au moment où l'élasticité étant vaincue à son tour, l'os se fracture à l'union du 1/3 supérieur et des 2/3 inférieurs sous une charge de 200 kilogrammes.

Il n'est pas besoin d'insister sur l'intérêt de

ces faits. Ils montrent le rôle de l'élasticité dans la résistance de l'os. Ils montrent que si le radius était isolé, il devrait toujours céder au niveau de sa partie moyenne et non au niveau de ses extrémités.

On comprend bien maintenant le rôle du ligament intérosseux. Tendu entre deux os arqués en sens inverse, la concavité de leur courbe tournée vers l'axe du membre, il empêche cette déformation : il empêche l'os de céder sous une charge aussi ridiculement faible, tout en lui laissant de précieuses qualités d'élasticité.

Ainsi le ligament interosseux s'opposant à la déformation, le corps devient le point le plus solide. Restent les deux extrémités : Or, celles-ci sont inégalement développées et les expériences directes qui précèdent, montrent que le point faible est l'extrémité supérieure.

3° M. Hennequin a exposé pourquoi, dans ces conditions, ce n'est pas l'extrémité supérieure qui se rompt.

Déjà Lopez, reprenant une remarque faite par Goyrand, avait montré que la poussée transmise par le corps à l'humérus dans une chute en avant se propage sur le cubitus seul, puis se transmet au radius par le ligament interosseux.

Mais les expériences de Lopez étaient fort incomplètes : il en tira par suite des déductions absolument erronées. Il faut arriver aux travaux de M. Poirier pour voir bien mis en évidence ce rôle du ligament interosseux.

Dans l'avant-bras tel qu'il est constitué, on peut séparer complètement par la pensée le radius et le cubitus. Le radius est solidement uni aux os du carpe, mais ne s'articule pas avec l'humérus. Le cubitus, au contraire, à peine en rapport avec la main par son extrémité inférieure, est très solidement uni à l'humérus. Radius et cubitus sont d'autre part unis par un ligament interosseux puissant. — Voici comment M. Poirier explique son rôle :

« Au point de vue anatomique, le ligament interosseux, mince à ses extrémités, est résistant à sa partie moyenne; il s'unit au bord tranchant des deux os. Le faisceau moyen plus résistant empiète largement sur la face antérieure du radius. Il est formé d'un faisceau large, obliquement descendant du radius au cubitus. Sur sa face postérieure on voit quelques faisceaux faibles qui s'entre-croisent avec les précédents. La résistance et la disposition de ce ligament sont en rapport avec la fonction d'associer le radius au cubitus et réciproquement, dans tous les cas où le membre supérieur est appelé à exercer une pression ou à supporter un effort.

« Si on suppose un individu faisant un effort avec son bras droit étendu, la force descend par l'humérus qui la transmet au cubitus, d'où elle passe à la main. Mais comment se fait cette dernière transmission? elle ne peut se faire par le cubitus, qui ne s'articule avec aucun os du condyle carpien; seul le radius articulé avec ce condyle peut en être l'agent. Or, dans l'extension du bras, le condyle huméral n'entre pas en rapport avec la tête du radius; la force ne peut donc passer directement de l'humérus au radius. Il faut donc qu'elle se transmette au cubitus, et de celui-ci au radius qui la transmet à la main.

« Comment cette transmission se fait-elle du radius au cubitus ? Faut-il en chercher l'agent dans l'articulation radio-cubitale supérieure ? Non. La direction de surface articulaire en contact suivant un plan vertical ne permet pas de s'arrêter à cette idée.

« L'articulation radio-cubitale inférieure, avec son ligament triangulaire, paraît à première vue plus en rapport avec cette fonction ; mais en la considérant de plus près, on voit que le ligament triangulaire, dont le contact avec le demi-lunaire et le pyramidal se fait suivant un plan très obliquement descendant, ne peut être cet agent.

« Seul, le ligament interosseux montre des fibres allant très obliquement d'un os à l'autre, presque parallèlement aux os, qu'elles unissent. Ces fibres qui semblent bien favorablement disposées, pour la transmission d'une force d'un os à l'autre, n'auraient-elles pas été disposées ainsi par l'incessante répétition de cette fonction? L'expérience le démontre. En sciant la tête radiale d'une part et la tête cubitale d'autre part, et en ne laissant entre les deux os comme moyen d'union que le ligament interosseux, on ne réussit pas à faire mouvoir l'un sur l'autre les deux os de l'avant-bras. M. Poirier même, en fixant le radius dans un étau et frappant à coups de maillet sur l'olécrane, a pu briser le radius et n'a jamais pu désinsérer ou déchirer le ligament interosseux. »

Est-il toujours vrai que dans les chutes, la paume de la main, le poids du corps soit exclusivement transmis par le ligament intérosseux et que la cupule radiale ne supporte aucune pression de la part de l'humérus?

M. Poirier, dont on connaît la compétence anatomique, a démontré que la cupule radiale n'entrait pas en contact avec le condyle huméral. Cette constatation suffisait. Cependant, afin qu'on ne puisse m'accuser de raisonner *a priori*, j'ai voulu constater le fait par moi-même : il ne m'a pas été difficile de contrôler l'exactitude de cette disposition. C'est là le fait anatomique indéniable. Mais peut-on en tirer des conclusions en faveur de la pénétration? Je ne le pense pas.

a) D'abord considérons que le cubitus est lui aussi élastique. Quand on tombe sur la paume de la main, cet os s'infléchit légèrement et en sens inverse du radius; le ligament interosseux s'oppose à l'exagération des courbures; l'humérus se trouve cependant descendre ainsi légèrement au contact de la cupule.

b) En outre, la situation du radius à distance de l'humérus n'est vraie que quand l'avant-bras est pendant, étendu et en supination; les chutes sur la paume, et surtout les fractures de l'extrémité inférieure du radius dans cette attitude, doivent être absolument exception-nelles si j'en crois ce que j'ai vu et lu. Pour ma part, en interrogeant les malades, jamais je n'en ai vu produites dans ces conditions. Quand on essaye de figurer le mouvement exécuté par un homme qui se sent projeté en avant, on se rend immédiatement compte et l'observation vérifie le fait qu'il jette la main en avant en pronation, l'avant-bras le plus souvent fléchi sur le coude.

Or, lisons ce que dit M. Poirier, de l'articulation du coude, nous voyons que dans la demi-flexion, le condyle huméral entre en rapport avec la cupule radiale. D'autre part, si on prend comme je l'ai fait un avant-bras et qu'on imprime à la main des mouvements alternatifs de pronation et de supination, on voit la cupule radiale s'élever et s'abaisser alternativement par rapport au cubitus fixe; s'élever dans la pronation, s'abaisser dans la supination. Par conséquent, dans l'attitude dans laquelle se produit la fracture de l'extrémité inférieure du radius, c'est-à-dire dans la flexion de l'avant-bras sur le bras et dans la pronation, la cupule radiale entre en contact avec l'humérus. Il en existe d'ailleurs une preuve directe. C'est la possibilité de la fracture de la cupule radiale dans cette attitude, fracture observée par

Brenner[1], Hofmokl[2], Lotzbeck et autres, et même la possibilité de la fracture du corps. En voici un exemple.

Obs. XVIII. — Dee..., Marguerite, journalière, 34 ans,

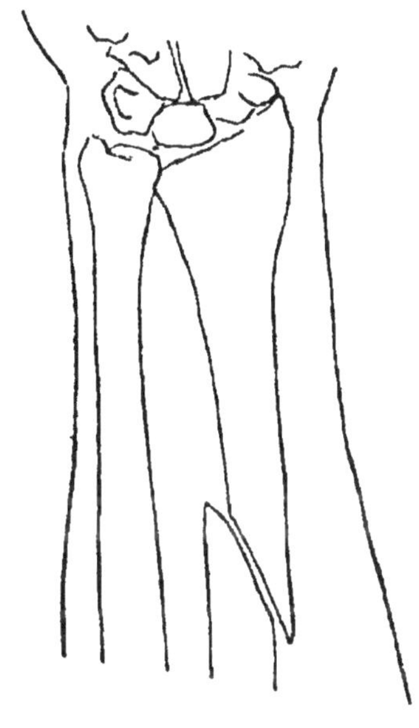

Fig. 17.

Parents bien portants. Elle-même n'a jamai été malade. Le dimanche matin, elle descend dans la rue chercher un seau d'eau : elle glisse malheureusement sur le bord du trottoir, elle

1. BRENNER, *Centralbatt für Chirurgie*, 1880, page 353.
2. HOFMOKL, *Wiener*, *Med.-Presse*, 1879, nos 12 et 13.

veut se retenir en portant la main gauche en avant, et tombe sur la paume de la main. Le radius pris entre le sol et le poids du corps se fracture à peu près à sa partie moyenne. La malade ressent une douleur vive telle, qu'elle tombe en syncope.

Elle se présente à la consultation, le lendemain lundi 21 décembre 1896. A l'examen, gonflement modéré du bras gauche. La déformation est peu accentuée, la paume de la main regarde en dedans. La face antérieure du poignet est légèrement convexe : en arrière, on observe une concavité à 4 travers de doigt de l'interligne. La main est un peu déjetée vers le bord radial. La crépitation et la déformation sont manifestes. Impotence fonctionnelle absolue. Appareil plâtré. Guérison le 19 janvier 97.

De toutes ces considérations et de ces expépériences, nous pouvons conclure que, dans l'immense majorité des cas, le radius est pris entre la poussée du corps qui lui est transmise par l'humérus et la résistance du sol et ne se rompt pas à son point le plus faible qui est l'extrémité supérieure. Ce premier point vient à l'encontre de la théorie de la pression osseuse.

4° Mais il y a plus. Dans les cas où la transmission se fait par le ligament interosseux et se concentre sur l'extrémité inférieure du radius, la théorie de la pression n'est pas valable.

On a vu plus haut que Nélaton, pour soutenir sa théorie était obligé d'admettre que la première rangée des os du carpe reposait sur le sol formant voûte, et transmettant la pression du sol au radius. Le comte s'était élevé contre cette opinion qu'il considérait comme une erreur anatomique. Si l'on marque, dit-il sur sa main, d'une tache d'encre le point correspondant au scaphoïde et le point correspondant au pisiforme et qu'on applique la main à plat sur une feuille blanche, l'encre ne laisse pas de trace et on constate que le pisiforme reste élevé au-dessus du plan. Bœhr, reprenant cette expérience, est arrivé à des résultats différents. Il fallait donc démontrer le fait par un autre procédé.

Je puis à mon tour affirmer avec Leconté que, dans la chute sur la paume de la main le carpe ne repose pas sur le sol en formant voûte; mais que seuls les os de la deuxième rangée sont à son contact et enfin qu'en tout cas le pisiforme ne sert pas de point d'appui.

Voici comment je suis arrivé à le démontrer. Prenant la main et l'avant-bras d'un sujet, je place la paume de la main à plat sur une planche, et je donne à l'avant bras la position et l'attitude qu'il prendrait dans une chute sur la paume de la main. A l'aide de cordes solides agissant sur l'extrémité supérieure de l'avant-bras, je maintiens le tout en équilibre, tout en exerçant une pression dans le sens de l'axe de l'avant-bras. Je me place ainsi dans des conditions aussi voisines que possible de la réalité.

Le tout étant mis dans une boîte, je coule du plâtre tout autour de la main et de l'avant-bras, remplissant la boîte. J'obtiens ainsi un cube que je laisse durcir. Je pratique alors à la scie des coupes verticales. La figure 18 représente une coupe antéro-postérieure de la main obtenue par ce procédé. On y voit manifestement que le scaphoïde ne repose pas sur la planche qui figure le sol, mais en est séparé par une notable épaisseur.

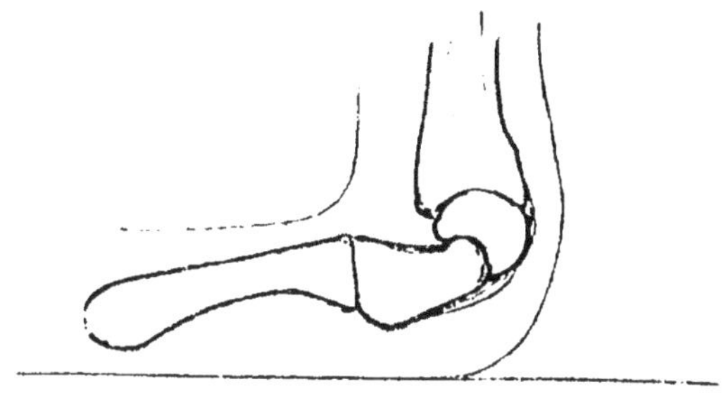

Fig. 18.

En somme, lorsqu'on figure exactement ce qui se passe dans ce cas, on constate, que de l'avant-bras au métacarpe, le squelette du carpe et les parties molles forment une courbe irrégulière, dont l'extrémité distale seule est appuyée sur le sol.

La figure 19 représente une deuxième section, celle-ci transversale. Dans cette main en extension, les doigts reposaient sur la planche, ainsi que la partie antérieure du carpe. Le plâ-

7

tre qui s'est insinué entre le contour cutané et le plan d'appui, plâtre dont la ligne droite extérieure représente le contour, vient à son tour montrer que la première rangée du carpe ne repose pas sur le sol. On y voit de plus que le

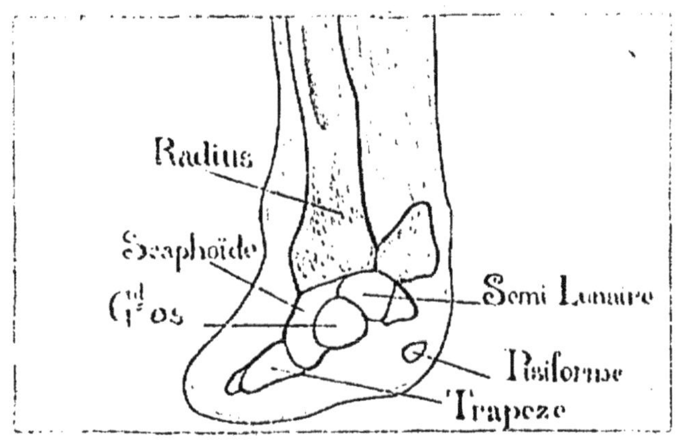

Fig. 19.

trapèze s'abaissât-il, il n'y aurait pas là de voûte comme le croyait Nélaton, car le pisiforme, petit et flottant dans les parties molles, ne vient pas à l'appui. La partie externe du carpe forme un point d'appui tout à fait instable, insuffisant pour enfoncer directement le radius.

Ces expériences viennent donc combattre encore la théorie de l'écrasement. Ainsi à supposer que la transmission des forces se fasse uniquement par le ligament interosseux et nous avons vu que le fait existe dans l'extension, il manquerait, pour réaliser l'écrasement, l'élément indispensable, le point d'appui.

II. La théorie de l'arrachement est la seule qui puisse cadrer avec ces faits anatomiques, mais la démonstration, pour être complète, ne doit pas se contenter de ces constatations purement négatives; elle doit apporter encore des preuves plus directes.

Et d'abord, l'arrachement est-il possible, soit dans les chutes sur la paume, soit dans les chutes sur le dos de la main?

On a objecté que les ligaments de l'articulation étaient trop faibles pour produire de pareilles lésions.

Or, certains faits cliniques ne peuvent s'expliquer que par l'arrachement, aussi un fait de Bœckel, un fait de Voillemier, un autre de Malgaigne, faits dans lesquels le talon de la main ne porta pas sur le sol, et où l'extrémité antérieure du métacarpe seule vint à l'appui, faits que nous avons cités plus haut dans l'historique. (Voir page 68 et 71.) Mais la théorie peut-elle être généralisée?

Certes les ligaments sont faibles, mais on ne tient pas assez compte à mon avis, dans les expériences, des gaines tendineuses, dont la partie profonde vient s'insérer sur les os et ajoute son action à celle des ligaments.

J'ai entrepris à ce sujet une série d'expériences au laboratoire des Ponts-et-Chaussées.

Je sectionne tous les muscles et la peau, mais je garde les gaines; je coupe ensuite les ligaments et les parties molles sur toutes les faces, autres que celle que je mets en expérience. L'avant-bras étant fixé, on exerce ensuite des tractions régulièrement croissantes sur la main, et on note le moment de rupture.

Je ne m'astreins pas, d'ailleurs, à suivre les ligaments anatomiques, et je laisse adhérentes au point osseux éprouvé toutes les fibres qui convergent sur lui. Ces expériences m'ont donné les résultats suivants :

1° Les ligaments qui s'insèrent sur l'apophyse styloïde du cubitus, étant seuls respectés et étant soumis à une traction croissante, l'arrachement osseux se produit sous une traction de 60 kilos ;

2° Les ligaments qui s'insèrent à l'apophyse styloïde du radius étant seuls respectés, l'on perçoit un craquement sous une traction de 47 kilos, l'arrachement se complète à 63 kilos, et se produit *au voisinage du sommet de l'apophyse styloïde du radius ;*

3° Les ligaments qui s'insèrent à la face postérieure du radius étant seuls respectés, la rupture se produit sous une traction de 102 kilos. Il n'y a pas d'arrachement osseux ;

4° Le ligament antérieur étant seul respecté, se rompt sous une traction de 47 kilos. Pas d'arrachement osseux du côté du radius, mais arrachement du côté du pyramidal.

Ainsi, les expériences démontrent la possibilité pour les ligaments latéraux d'arracher les apophyses styloïdes. J'avoue que, pour les ligaments antérieur et postérieur, les faits semblent contredire la théorie de l'arrachement puisque la rupture se produit sous une traction relativement faible et porte sur le ligament, sans arrachement de l'os.

Il ne faut cependant pas attribuer une trop grande importance à ces faits négatifs. Les sujets sur lesquels j'ai expérimenté étaient des sujets de médecine opératoire, injectés et un peu anciens. En outre, les ligaments antérieurs et postérieurs sont larges, et il est à peu près impossible d'exercer des tractions agissant régulièrement et simultanément sur toutes les fibres. On agit sur les faisceaux successivement, les faisceaux les plus courts se déchirent d'abord, puis la rupture gagne de proche en proche. Prenez une main et un avant-bras disséqués, imprimez à l'articulation des mouvements alternatifs de flexion et d'extension et regardez ce qui se passe. Vous verrez que dans le mouvement de flexion et d'extension, les os du carpe viennent tendre ces ligaments par leur face profonde, en s'adaptant et se moulant sur eux de manière à donner aux ligaments une tension partout égale, malgré l'inégalité des fibres.

Ainsi, la traction s'exerce simultanément et également sur toutes les fibres et par celles-ci vient se concentrer sur l'extrémité inférieure du radius, d'où la possibilité de l'arrachement.

Je me suis défendu précédemment des raisonnements *a priori*. Je n'attacherai donc pas à ces dernières explications une grande importance.

Tenons-nous-en aux constatations expérimentales directes. Les expériences précédentes montrent que l'arrachement des apophyses styloïdes par les ligaments est possible, l'arrachement par le ligament antérieur et postérieur n'est pas démontré.

Mais voici une nouvelle série d'expériences.

Je prends un avant-bras avec sa main ; je le place entre les plateaux de la presse hydraulique, la main tantôt fléchie, tantôt étendue, l'avant-bras dressé dans l'attitude de la chute et j'exerce de nouveau des pressions progressivement croissantes. Ce mode d'expérimentation est particulièrement favorable, et beaucoup plus fructueux

que le coup de maillet de Nélaton. La possibilité en effet de graduer les pressions en les faisant croître très lentement, permet de suivre
pas à pas les phénomènes qui se passent du
côté de l'avant-bras.

La main étant étendue sur l'avant-bras, reposant sur le plateau par sa paume, la pression sur
l'extrémité supérieure des os de l'avant-bras,
maintenus verticaux, a pour premier effet de dé-
rouler le carpe sur la face palmaire ; on voit ce
déroulement s'exagérer peu à peu ; le radius se
porte vers la face palmaire par son extrémité
inférieure et s'éloigne de plus en plus du point
d'appui, qui lui est fourni par le carpe et quand
il porte à faux, on entend un craquement. A ce
moment dans nos expériences la charge était en
moyenne de 130 kilos.

Disséquant la pièce on trouve une fracture
transversale et horizontale du radius seul, cette
fracture est légèrement oblique en haut et en
arrière vers la face dorsale de l'os. Elle siège
immédiatement au-dessus de la ligne d'insertion
des ligaments radio-carpiens antérieurs (fig. 18).

Je répète la même expérience la main reposant sur le plan par sa face dorsale et fléchie sur l'avant-bras. J'obtiens de même une fracture de l'extrémité inférieure par arrachement. La fracture se produit sous une pression de 200 kilogrammes, sous une charge plus considérable que pour la fracture par hyperextension, par conséquent.

Cette augmentation de la charge pour produire la fracture dans l'attitude en flexion de la main, contrairement à ce que ferait croire la théorie, ne peut s'expliquer que par la disposition beaucoup moins favorable des surfaces à l'arrachement. Dans quelques cas on observe simultanément la fracture de l'apophyse styloïde du cubitus.

Je ferai en outre remarquer pour m'en servir plus tard que dans aucune de ces expériences je n'ai vu se produire d'écrasement, ni de pénétration.

Ainsi les faits et les expériences concordent en faveur de la théorie de l'arrachement.

L'os, pris entre le sol et la puissance de la chute, ne se fracture pas au point faible ; le carpe n'est pas disposé pour fournir un point d'appui fixe ; l'expérience directe, voilà les preuves qu'il s'agit là, d'un arrachement non d'un écrasement.

III. *Fractures marginales*. — Si cependant nous nous reportons aux résultats que nous a fournis la photographie de Roëntgen, et à l'anatomie pathologique, nous voyons que ces expériences ne reproduisent qu'une très faible partie des formes. Comment expliquer en effet les fractures isolées ou combinées des marges de l'os.

J'avais d'abord pensé que dans une chute la main étendue, le mouvement d'extension du radius s'exagérant, le ligament palmaire se tendait pendant que le bord postérieur de la surface venait se mettre au contact de la face dorsale du carpe ; ainsi arrachement d'un côté, propulsion de bas en haut de l'autre, il y avait une sorte de gradation dans les lésions, mais l'étude de mes coupes et d'articulations disséquées m'ont montré que le bord postérieur du radius et le carpe ne se rencontrent pas tant que le ligament est intact. (Voyez fig. 18, page 97.) D'autre part le radius repose sur la première rangée par une large surface qui

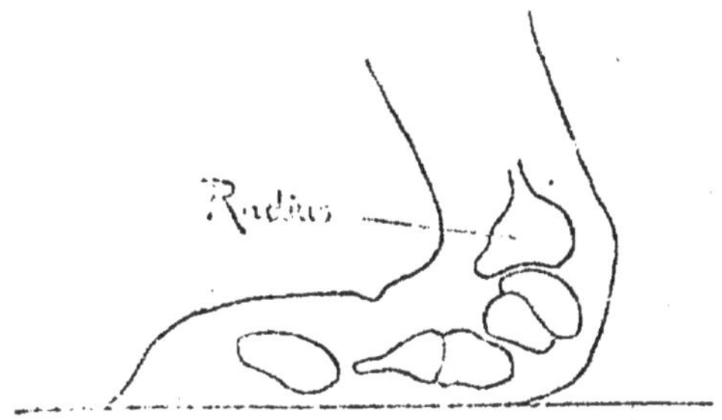

Fig. 21.

emboite exactement le carpe, il n'y a donc pas de raison à un éclatement partiel. Le même raisonnement s'appliquerait dans le cas de flexion forcée de la main (fig. 21).

Dans certains cas on observe après chute sur la paume une fracture type par arrachement avec, sur la partie dorsale du fragment inférieur, une sorte de prolongement formé par une lame ascendante d'un demi-centimètre. J'ai reproduit le fait expérimentalement. Là encore il n'y a pas refoulement, c'est la conséquence d'une loi générale qui veut que dans une fracture par flexion le fragment inférieur présente sa plus grande longueur du côté vers lequel s'est porté le corps ; par exemple, sur la figure 16, il y a eu déjettement du coude du côté radial, le fragment inférieur du cubitus est plus long du côté radial.

Quant à l'arrachement, il ne produit, expérimentalement du moins, que la fracture de quelques millimètres du rebord et non cette fracture en surface que nous avons décrite.

Je ne puis donc expliquer cette lésion qu'en supposant une disposition anatomique individuelle et rare, ce qui coïnciderait avec la rareté de ces lésions. Ou bien il faut admettre que, dans ces cas, la chute étant toujours supposée sur la paume, les ligaments palmaires se rompent, le radius s'incline et vient porter alors seulement sur le rebord marginal opposé. Dans ce cas, il s'agirait de fractures compliquant une entorse avec laquelle Bonnet aurait eu raison de les décrire.

IV. Dans les *fractures des apophyses sty-loïdes*, il faut faire intervenir un autre méca-nisme.

Ce mécanisme, il est à mon avis dans les mouvements de latéralité et de torsion de l'avant-bras sur la main maintenue fixe par son contact avec le sol.

Que se passe-t-il dans une chute sur la paume ou le dos de la main? Quand un individu est projeté sur le sol et tend la main en avant, celle-ci peut servir de point d'appui par sa face palmaire ou dorsale. Sur la face palmaire la région de l'éminence thénar est la seule qui porte, le fait est démontré par la coupe figurée sur la planche 19. Je rappelle que cette figure est la reproduction d'une coupe de main de cadavre placée dans l'attitude précédente, immobilisée dans le plâtre et sectionnée trans-versalement. Reposant sur l'éminence thénar seule, la main est dans un équilibre absolument instable et tend à verser soit dans un sens soit dans l'autre.

Il en est de même quand elle repose sur sa face dorsale. Je l'ai vérifié par le même procédé expérimental : chacun peut d'ailleurs le constater sur soi-même.

La chute peut donc être suivie d'un mouvement d'hyperextension ou de flexion forcée directes, mais très facilement, du fait de la disposition anatomique, du fait de l'impulsion irrégulière du corps sous l'influence de la cause qui a amené la chute, du fait de la modalité même de la chute, il tend à se produire dans l'articulation radio-cubitale des mouvements de latéralité et de torsion, de sorte qu'à l'hyperextension ou à l'hyperflexion de la main, se joignent des mouvements dont l'effet est de porter le coude soit en dedans, soit en dehors.

Quelles sont alors les dispositions anatomiques de la région?

a) La main étant en hyperextension, et reposant sur un plan par la paume, quand on incline le coude du côté radial en exagérant la pronation, on voit le ligament latéral interne et la partie voisine de la partie antérieure de la capsule se tendre énergiquement; la capsule est alors admirablement disposée pour arracher l'apophyse styloïde du cubitus : et nous avons vu par les expériences précédentes que la résistance de la capsule est assez grande pour lui permettre d'arracher l'os.

Du côté du radius on constate que la partie externe de la surface articulaire vient alors se coincer sur la face supérieure du scaphoïde et du semi-lunaire (fig. 19, page 98);

b) La main étant toujours en hyperextension et appuyée sur un plan résistant, si l'on porte le coude du côté cubital, la partie interne de la surface articulaire du radius vient prendre point d'appui sur le semi-lunaire, le ligament latéral externe et la partie voisine de la région antérieure de la capsule se tendent; la capsule est admirablement disposée pour arracher l'apophyse styloïde du radius. Le cubitus reste toujours à distance des os du carpe (fig. 22);

c) La main étant maintenant en hyperflexion

et reposant sur le sol par la face dorsale, si j'amène le coude du côté cubital, le radius prend encore point d'appui sur le semi-lunaire et les ligaments de la partie radiale de l'articulation sont admirablement placés pour arracher l'apophyse styloïde du radius.

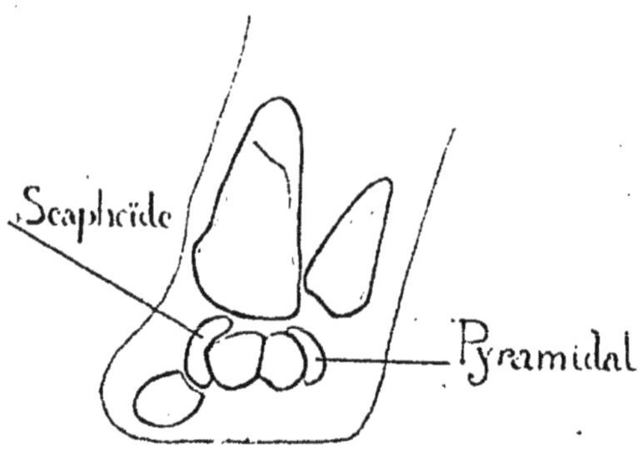

Fig. 22.

d) Dans cette même attitude d'hyperextension dorsale, si l'on plie le coude du côté radial, on voit les ligaments latéraux internes se tendre : ils peuvent arracher l'apophyse styloïde du cubitus. Le mouvement du radius sur le carpe se produit de même que dans la chute sur la paume de la main.

En résumé, toute la portion du radius située

en dedans de l'arête du long ex.... nseur du pouce semble constituer un point fixe autour duquel s'exécutent tous les mouvements de latéralité, que la main soit étendue ou fléchie.

Telles sont les données expérimentales et anatomiques.

Appliquons maintenant ces notions à l'étude des fractures. Nous passerons ainsi en revue les mécanismes différents qui peuvent expliquer les fractures variables de l'extrémité inférieure et nous citerons, pour que la démonstration soit complète, celles de nos pièces qui correspondent à chacun de ces mécanismes.

1° *Fracture de l'apophyse styloïde du cubitus.* — Si l'on vient à se demander par la pensée comment peut se fracturer l'apophyse styloïde du cubitus, on ne peut faire à cette question que trois réponses :

a) L'apophyse styloïde vient se mettre au contact du sol et s'écrase sur lui ;

b) Elle est chassée de dedans en dehors par les

os du carpe, sur lesquels elle prend point d'appui ;

c) Elle est arrachée par les ligaments.

La première hypothèse est insoutenable ; l'examen d'une articulation disséquée suffit pour faire voir que, quelle que soit l'attitude donnée à la main, l'apophyse styloïde du cubitus ne se met jamais au contact du sol. (Fig. 22.)

Il n'existe pas non plus du côté de la première rangée du carpe de disposition osseuse ou ligamenteuse qui justifie la deuxième hypothèse. Le cubitus ne peut prendre point d'appui sur le carpe ni être comprimé de dedans en dehors.

L'arrachement seul, ainsi que l'a dit d'ailleurs M. Tillaux, peut expliquer la fracture de cette apophyse. L'expérience directe montre que cet arrachement est possible et même facile, du fait de l'action combinée du ligament latéral interne, et de la partie voisine du ligament antérieur. (Voir plus haut les expériences).

Quant au ligament triangulaire dont l'action a été invoquée par les auteurs, j'ai essayé vainement de produire la fracture par des tractions sur le ligament. Il est trop faible. On ne conçoit pas, d'ailleurs, comment ce ligament pouvait être mis en tension sans rupture des ligaments cubitoradiaux. Or, ces déchirures n'existent pas.

Quand on cherche à préciser ce mécanisme de l'arrachement, on constate que, dans la flexion palmaire de la main, le ligament latéral interne est relâché, le ligament dorsal interne vient faire effort sur la tête et non sur l'apophyse styloïde du cubitus. Mais si ce ligament se laisse un tant soit peu déchirer, les fibres postérieures et internes du ligament et le ligament latéral interne se tendent et peuvent arracher l'apophyse styloïde. J'ai produit plusieurs fois la fracture de l'apophyse par ce mécanisme.

De même dans la flexion dorsale, lorsque la main repose sur le sol par sa face palmaire, les ligaments antérieurs ne sont pas disposés pour amener une solution de continuité de l'os. Mais si, la main reposant sur le sol par sa face palmaire, on vient à imprimer au coude un mouvement de circumduction tel que la pronation s'exagère, on voit les fibres du ligament antéro-interne s'enrouler sur le cubitus, se tendre ; elles sont alors disposées pour arracher l'apophyse du cubitus ;

2° *Fracture de l'apophyse styloïde du radius.* — Ces fractures existent ; nous l'avons démontré à l'anatomie pathologique, et par nos photographies. Nous pouvons faire pour elles les mêmes raisonnements que pour les fractures de l'apophyse styloïde du cubitus.

Examinons encore, en les contrôlant par des expériences et sur les pièces, les différentes hypothèses :

a) L'apophyse styloïde est placée assez haut au-dessus du sol, pour ne jamais être fracturée dans la chute sur la paume ou sur le dos de la main par contact direct avec le sol ;

b) En revanche, elle est admirablement disposée pour être fracturée de dedans en dehors, sous la poussée du scaphoïde et du semi-lunaire. Que l'on y joigne encore la disposition des colonnes osseuses de l'extrémité inférieure du radius, et l'on comprendra facilement (voyez fig. 19, page 97) que, dans un de ces mouvements de pronation exagérée avec translation du coude du côté de la ligne médiane, l'apophyse styloïde recevant de bas en haut la poussée des os du carpe est admirablement disposée pour éclater et se fracturer.

D'autre part, l'apophyse styloïde du radius est un centre sur lequel aboutissent des liens fibreux puissants.

Si la main étant en flexion palmaire, on provoque des mouvements d'adduction du coude, ces ligaments ne sont pas tendus. Ainsi donc une fracture de l'apophyse styloïde du radius n'est pas possible dans cette attitude, et c'est ce que démontre l'étude clinique.

Au contraire, la paume ou le dos reposant sur le sol, un mouvement d'abduction du coude peut produire la tension de ces ligaments; ceux-ci sont admirablement disposés, pour arracher l'apophyse styloïde.

V. Pénétration. — Il y a un fait que la théorie de l'arrachement n'explique pas : c'est la pénétration. C'est toujours l'objection qu'on lui a opposée. Mais la théorie de l'écrasement n'en donne pas non plus une explication rationnelle, car l'écrasement ne devrait produire qu'une pénétration directe. Or, ce n'est pas ce que l'on observe en clinique. Dans les fractures avec pénétration, ainsi que l'a bien montré M. Hennequin, le fragment inférieur se porte en arrière et déborde légèrement le supérieur de ce côté, puis les deux fragments s'inclinent l'un et l'autre, de manière à former en avant un angle saillant, dont le sommet est au niveau du trait de fracture. De plus, la pénétration est irrégulière et, depuis longtemps, on a remarqué que le fragment inférieur se portait en arrière et en haut, autrement dit que la pénétration est plus considérable en dehors et en arrière. On a beaucoup discuté sur ce déplacement, on a invoqué la présence du ligament triangulaire, le ligament interosseux, nous y reviendrons à l'anatomie pathologique. Mais, dans tous ces faits, on oublie trop que c'est la main qui est fixée, qu'elle entraîne avec elle le fragment inférieur.

A mon avis, voici comment les choses se

passent : la fracture ayant été produite par l'arrachement, la pronation s'exagère en même temps que le coude se porte du côté du pouce. Le mouvement de pronation fait basculer le corps du radius et porte son extrémité inférieure en avant. Le mouvement de latéralité du coude a pour résultante une pénétration inégale ; celle-ci est plus accentuée en dehors, d'où, quand on examine le membre, une ascension apparente de la styloïde radiale ; en réalité, c'est le fragment supérieur qui s'est abaissé plus en dehors.

Cette opinion s'appuie sur l'examen de mes observations : j'ai toujours pu déceler le mouvement de latéralité quand le sujet présentait de la pénétration ; et sur des expériences directes. A la presse hydraulique, la fracture ayant été produite par l'arrachement, en continuant la pression, on voyait le fragment supérieur s'enfoncer secondairement dans l'inférieur par son bord postérieur seul ; pour produire une pénétration plus considérable, il fallait aux mouvements précédents joindre des mouvements de latéralité.

En résumé, en m'appuyant sur les faits expérimentaux et anatomiques, je conçois que les fractures puissent se produire dans une série d'attitudes, parmi lesquelles les mouvements de pronation et d'abduction sont les plus fréquents. Je vais, afin de synthétiser tout ce qui précède, suivre l'effet de chacune d'elles. Je montrerai chemin faisant que ce mécanisme existe réellement sur le vivant en m'appuyant sur des pièces et mes observations cliniques.

1° Dans une chute sur la paume de la main, le membre se place en pronation, le coude le plus souvent légèrement fléchi ; le radius bascule vers le dos de la main, la surface articulaire du radius prend point d'appui sur la face articulaire du scaphoïde et du semi-lunaire qui tendent à fuir vers la face *palmaire* et mettent les ligaments antérieurs en tension régulière. Deux faits peuvent se produire : *a*) Le ligament antérieur peut arracher le bord antérieur seul ; je n'ai jamais observé cette lésion. *b*) Les ligaments antérieurs se tendent et arrachent l'extrémité inférieure du radius. La fracture est horizontale transversalement et dans le sens antéro-postérieur ou bien un peu oblique de bas en haut de la face palmaire à la face dorsale. Le fait est démontré par une pièce expérimentale par l'observation de Goyrand, à ce type répond la photographie de l'observation I.

Le fait que je n'en ai qu'une observation sur 20, montre qu'il s'agit d'une fracture rare. Le fait n'est pas étonnant, il est difficile sur le point d'appui instable fourni par l'éminence thénar qu'il n'y ait pas de mouvements latéraux.

La fracture peut être transversale et s'accompagner ensuite d'un éclat vertical du côté de la face dorsale du fragment inférieur. Dans ce cas, c'est que la lame compacte postérieure a résisté d'abord et s'est fracturée ensuite par flexion ; j'ai vu le fait se produire sous mes yeux.

La fracture de l'apophyse styloïde du cubitus ne peut se produire et ne se produit pas dans cette attitude ;

2° Dans une chute sur la paume de la main, l'avant-bras se met en hyperextension sur la main; puis sous l'influence de la chute ou de la contraction musculaire subit un mouvement de torsion.

La main étant supposée les doigts en avant, l'oléocrane en avant:

Si le coude est ramené vers la ligne médiane du côté du pouce :

Du côté interne de l'articulation :

a) La résistance des ligaments de la partie cubitale de l'articulation peut être assez considérable pour qu'il ne se produise qu'une légère entorse;

b) Il peut se produire et il se produit souvent, car l'apophyse est facile à arracher, une fracture de l'apophyse styloïde de cubitus.

Du côté externe de l'articulation, avec l'une quelconque de ces lésions, il peut se produire :

c) Une fracture de l'apophyse styloïde du radius. Elle se fait alors de dedans en dehors sous la pression du scaphoïde et le trait remonte vers la base de l'apophyse. Si le mouvement continue, le radius tend à glisser vers le côté cubital, la main est portée tout entière en dehors; c'est une fracture comparable à la fracture bimalloléaire par abduction de Tillaux, ce fait correspond au cas de Gérard Marchant. Cette fracture pourrait s'appeler fracture de Gérard Marchand. Rudinger en reproduit un cas typique : l'observation IV de ce mémoire est un bel exemple de ce genre ;

d) Il peut se faire aussi que le mouvement de latéralité ait été précédé d'un mouvement d'hyperextension qui a amené d'abord la fracture transversale classique. Sous l'influence du mouvement de latéralité qui porte le coude du côté du pouce, une quelconque des lésions signalées plus haut pour le côté interne de l'articulation se produit ; du côté radial le fragment inférieur du radius coincé entre le carpe et le fragment supérieur se laisse pénétrer par ce fragment supérieur plus compact ; il se produit alors suivant le degré une pénétration simple : comme sur la figure V, VI [1], VII, VIII, IX, X, XI, XII, XIII ;

1. Ce malade raconte que le coude a été jeté du côté cubital, mais comme la chute a été complexe, on peut admettre qu'il s'est passé des mouvements secondaires qu'il n'a pu analyser.

e) Il peut se produire encore une autre lésion. Le point d'appui, la portion fixe du radius, étant la partie de l'os qui supporte la coulisse du long extenseur du pouce, toute la partie externe de la capsule exerce une traction violente non seulement sur le cubitus mais sur la partie interne du radius : il y a alors arrachement de l'apophyse styloïde du cubitus, arrachement de la partie voisine du radius, puis le mouvement continuant, fracture par pression de bas en haut de l'apophyse styloïde du radius. Voyez la planche de l'observation XIV et de l'observation XV ;

f) Enfin, toujours dans la même attitude, les ligaments internes peuvent résister, ainsi que l'apophyse styloïde du cubitus ; il se produit alors une flexion des os de l'avant-bras vers le côté radial et une fracture sus-articulaire, analogue à la fracture sus-malléolaire. —Obs. XVI[1].

La fréquence des fractures dans cette attitude s'explique facilement par la disposition anato-

---

1. On remarquera la gradation ascendante des lésions bien conformes au mécanisme des 3 observations, 14, 15, 16.

mique, la pression ne portant d'abord que sur l'éminence thénar (fig. 19), la main tend à s'aplatir par abaissement de son bord interne, et, par conséquent, à s'écarter du cubitus. Cette fréquence s'explique, en outre, par la manière dont se produit la chute. Les doigts étant le plus souvent dirigés en avant et en dehors, la continuation de la chute a précisément pour effet de chasser le coude en avant du côté radial de la main ;

3° Dans une chute sur la paume de la main, la main étant en pronation, les doigts tournés en dedans, il se produit au moment de la chute une tendance à la supination, en même temps que le coude s'infléchit du côté cubital. Il peut alors se produire :

a) Une distension simple des ligaments de la partie externe de l'articulation ;

b) Un arrachement de l'apophyse styloïde du radius. J'ai produit cet arrachement, mais expérimentalement seulement ; la fracture siège sur le sommet de l'apophyse styloïde.

Je n'ai aucun fait de ce genre. Le fait ne doit

pas surprendre. La capsule est en effet forte du côté radial, toutes les fibres sont mises simultanément en tension, et on comprendrait difficilement que l'action vînt se localiser uniquement sur l'apophyse styloïde. Dans ces conditions il peut se faire une fracture oblique transversalement : Obs. III.

En tous cas, la fracture de l'apophyse styloïde cubitale est impossible dans cette attitude, car les ligaments sont relâchés, et d'autre part, ainsi que je l'ai dit, les os ne peuvent venir le comprimer de dedans en dehors. L'observation, conforme à la règle, montre qu'aucun cas de fracture styloïde cubitale n'a été trouvé dans cette attitude ;

4º Dans une chute sur le dos de la main, le coude porté directement en avant,

La partie postérieure de la surface articulaire du radius vient prendre point d'appui sur la face articulaire de la première rangée du carpe.

Les ligaments postérieurs entrent en tension, ils peuvent alors :

a) Arracher le bord marginal postérieur; mais, dans ce cas, le fragment est très peu élevé;

b) Le plus souvent, il se fait un trait de fracture qui détache toute l'extrémité inférieure de l'os, et produit une fracture transversale ou légèrement oblique de bas en haut de la face dorsale vers la face palmaire;

5° Dans une chute sur le dos de la main, il peut se produire des mouvements de latéralité, et pour peu que le mouvement de pronation avec projection du coude du côté radial s'exagère, l'apophyse styloïde du cubitus peut être arrachée : Obs. IX;

6° Dans une chute sur le dos de la main, il advient que les mouvements de latéralité avec projection du coude du côté cubital puissent produire l'arrachement de la styloïde radiale, mais la disposition anatomique est beaucoup moins favorable et en réalité je ne l'ai jamais observée;

7° Dans quelques cas rares, la fracture bistyloïdienne pourrait être le résultat d'un arrachement direct et simultané.

Ainsi, dans un cas de Kerkins, la fracture bistyloïdienne s'est produite chez un individu en train de soulever une lourde charge avec un aide qui lâcha brusquement prise. Le poids du fardeau s'est trouvé tout à coup concentré sur la main, a attiré le poignet brusquement en bas et arrache les deux apophyses styloïdes[1];

8° *Pénétration.* — Je ne reviendrai pas sur des faits déjà exposés. Je dirai simplement, pour préciser mon opinion, que je crois la pénétration secondaire : je m'appuie pour soutenir cette opinion :

a) Sur les faits où il y a fracture simple sans pénétration ;

b) Sur la disposition anatomique du radius. Uniquement spongieux en bas, il est doublé de deux lames compactes au niveau du corps de l'os; celles-ci peuvent donc facilement entrer dans l'extrémité inférieure isolée par le trait de fracture. Dans mes expériences avec la presse hydraulique, la fracture une fois produite par arrachement, en continuant la pression, on

1. KERKINS, *Annal of Surgery*, 1890, vol. XIII, page 134.

voyait le fragment supérieur s'enfoncer, par son bord postérieur, dans l'inférieur ;

c) Ces pénétrations accompagnent le plus souvent les mouvements de latéralité ainsi qu'on peut le voir dans mes observations ; le fragment inférieur est alors nettement coïncé entre le carpe et le fragment supérieur ; j'ai déjà mis le fait précédemment en évidence ;

9° Je n'ai pas observé de fracture verticale. Si je ne m'étais interdit les hypothèses, je ferais remarquer qu'on pourrait supposer dans l'obser- vation IX un mouvement de latéralité moins prononcé. L'effort des os du corps ne s'exer- cerait plus alors seulement sur la région styloï- dienne du radius, mais sur la moitié externe entière et tendrait à la séparer de l'interne, on pourrait se figurer ainsi la production d'une longue fissure.

Dans les cas de Desormeaux[1] et d'Hamilton[2], les fractures étaient le résultat de très grandes

1. DESORMEAUX, *Bulletins de la Société de Chirurgie*, 1853, page 551.
2. HAMILTON, *Traité*, page 342.

violences, et le mécanisme a passé complètement inaperçu.

Bennett[1] est arrivé à reproduire cette fracture en appuyant avec le talon sur l'extrémité
du radius enveloppé dans l'extrémité d'une
serviette. Cette expérience ne permet guère de
tirer aucune conclusion pratique;

10° Quant à la fracture de la petite cavité
sigmoïde, elle serait produite, d'après Dudouyt,
par un arrachement dont l'agent serait la gaine
des extenseurs. Je n'ai pu me faire d'opinion
sur ce point, n'ayant jamais observé cette lésion, ni anatomiquement ni expérimentalement.

Déplacement.

Le mécanisme même de la fracture a donné
lieu à moins de discussions que le sens du
déplacement du fragment inférieur. C'est que

1. BENNETT, *British medical journal*, 30 août 1892.

tantôt partant du déplacement on a voulu déduire le mécanisme, tantôt partant du mécanisme on a voulu prévoir *a priori* le déplacement.

Ainsi Pouteau, conséquent avec sa théorie, prétend que la contraction des muscles rapproche radius et cubitus : la voûte formée par le radius se surbaisse. En conséquence, le fragment inférieur est refoulé en bas et en dehors et l'apophyse styloïde est abaissée : il n'y aurait pas de déplacement suivant l'épaisseur et le trait de fracture serait impossible à sentir[1]. Les auteurs sont unanimes à reconnaître que l'apophyse styloïde est en place ou remontée, mais jamais abaissée. Cette description de Pouteau n'aurait aucun intérêt, si elle ne servait à montrer à quelles erreurs cliniques peuvent conduire les raisonnements *a priori*.

Je ne reviendrai pas sur l'historique de cette question. M. Rieffel, dans le traité de Le Dentu et Dellet, a donné les développements nécessaires à la question.

1. Pouteau, *OEuvres posthumes*, t. II, page 255.

En réalité, les discussions et les résultats contradictoires tiennent à ce qu'on a confondu, sous le nom générique de fracture de l'extrémité inférieure du radius, des types essentiellement différents et qui tous ont leur caractère propre. Goyrand avait déjà soupçonné le fait et décrivait 2 variétés suivant la direction du trait et le sens du traumatisme.

Si je m'en rapporte à ce que j'ai observé, il faut décrire plusieurs types :

1° *Dans les fractures consécutives à une chute sur la paume de la main avec hyperextension directe;* le trait de fracture est transversal ou légèrement oblique; le déplacement peut faire complètement défaut. Tout au plus existe-t-il un léger déplacement de l'extrémité articulaire du fragment inférieur en arrière.

Le fait a d'ailleurs été reconnu et signalé par Trelat, Schmidt, Duplay[1], Ricard et Demoulin : on observerait cette variété le plus souvent chez le vieillard et chez la femme. — Chez le

---

1. DUPLAY, *Clinique*, tome II.

vieillard, il se produirait ici comme au fémur une raréfaction de tissus osseux, si bien qu'un choc peu intense suffirait à briser l'os : la faible puissance du traumatisme serait incapable d'entraîner les fragments en arrière : chez la femme, la faiblesse relative des leviers osseux agirait de même. Le mécanisme me paraît exact, mais je dirais plutôt que la faiblesse de la cause fracturante a surtout pour conséquence l'absence de mouvement secondaire;

2° *Dans les fractures consécutives à une chute sur la paume de la main avec mouvement de torsion qui amène le coude du côté radial et exagère la pronation,* que ce mouvement se produise seul ou qu'il succède à l'arrachement de l'extrémité inférieure par hyperextension directe; le fragment inférieur subit un triple déplacement. Il est en totalité porté un peu en arrière du côté dorsal : de plus il est incliné de telle sorte que son axe vertical est oblique de haut en bas et d'avant en arrière; enfin il subit un mouvement de rotation tel que cet axe longitudinal est oblique

de haut en bas et un peu de dedans en dehors.
Le fait était manifeste dans le cas suivant dont
malheureusement je n'ai que l'observation clinique, mais dont l'examen donnait des résultats si nets que je me crois autorisé à la faire
valoir comme document.

Obs. XIX. — La nommée Vaud..., 44 ans,
se présente à la consultation le 5 octobre 1898.

Réglée à 14 ans, elle a toujours vu régulièrement depuis, elle n'a pas eu d'enfant; elle est
nerveuse, mais n'a, dit-elle, jamais eu de crise
de nerfs, ni de perte de connaissance.

Le 28 septembre, la malade perd connaissance et fait une chute; elle ignore ce qui s'est
passé à cet instant et l'attitude de la main au
moment de la chute.

Quand elle se présente, l'attitude de la main
permet de faire le diagnostic à distance, elle est
absolument caractéristique.

A 3 travers de doigt environ de l'interligne
radio-carpien, on constate la présence d'une
saillie mousse, cette saillie est due au soulève-
ment des téguments par l'extrémité inférieure

de la diaphyse, que la palpation permet de sentir légèrement saillante en avant. Au-dessous, la face antérieure du membre est légèrement tordue, de sorte qu'elle regarde légèrement en avant et en dehors. Le fragment inférieur du radius est facilement accessible par la palpation, il est long d'environ 2 centimètres. Son extrémité inférieure est portée en arrière et relevée du côté externe. Cette difformité s'exagère, si on dit à la malade d'essayer la pronation, pendant qu'on maintient la main ; elle est en partie corrigée quand on laisse le bras et la main pendants, l'extrémité inférieure du fragment inférieur se portant en avant et en dedans par un mouvement d'arc de cercle de son extrémité inférieure.

Douleur à 2 centimètres de l'interligne. Pas de crépitation. Réduction. Appareil plâtré. La malade n'a pas été revue, le médecin qui l'avait envoyée à la consultation, lui ayant sans doute donné des soins ultérieurs.

Malgaigne avait bien vu ce déplacement, sans

en connaître le mécanisme exact; il avait bien vu que l'apophyse styloïde ne s'écarte pas en dehors, mais décrit, avec tout le fragment inférieur, un arc de cercle qui la fait remonter en arrière. L'ascension est le corollaire de la déviation.

Cette fracture s'accompagne de pénétration légère ou accentuée. La pénétration est ainsi un degré de plus. Elle peut ne porter que sur le bord postérieur du fragment supérieur, qui entre dans le fragment inférieur; elle peut être plus considérable, jusqu'à faire éclater le fragment inférieur. Dans ces conditions, on voit la main se renverser, de manière que le côté radial de la surface articulaire est plus élevé que le côté cubital. La relation qui existe entre la déformation et la pénétration dans nos observations me font penser que tel est le mécanisme de déjettement de la main, ce déjettement est facilité par la fracture de l'apophyse styloïde du cubitus ou l'allongement du ligament latéral interne, qui est de règle dans ce cas.

Ces faits rentrent dans la théorie de Voillemier, qui attribuait le déplacement à la pénétration, mais Voillemier avait le tort de généraliser une théorie qui ne s'applique qu'à une partie des cas et à un mécanisme.

Le déplacement est produit par la cause vulnérante, il est maintenu par la contraction musculaire ainsi que l'ont montré Colles et Lucas. Dans un cas de Lucas[1], la fracture s'est produite chez une femme dont le membre était paralysé, mais sans déplacement; le déplacement apparut au moment de la rigidité cadavérique.

Le cas que j'ai cité plus haut (*observation XIX*) est superposable à l'observation de Lucas. La malade souffrant peu, on pouvait mobiliser le poignet et le fragment inférieur; la déformation n'apparaissait, typique, que si on refoulait la main vers le radius, ou si la malade essayait de contracter les muscles.

Il serait irrationnel d'accuser le muscle seul ou les parties molles. Seuls ils seraient incapables de donner aux fragments osseux la forme permettant l'ascension de l'apophyse styloïde.

3° Quand, au contraire, après la chute sur la

1. Lucas, *Guys Hospital Report*, 1853, page 375.

paume, *il se produit un mouvement de latéralité, qui porte le coude du côté du cubitus*, les extrémités des deux fragments adjacents à la fracture tendent à se porter en arrière, vers la face dorsale, et le fragment inférieur s'incline de telle sorte que son axe vertical se porte de haut en bas et d'arrière en avant. Ce mouvement de latéralité du côté cubital se produisant après l'arrachement de l'extrémité inférieure par l'hyperextension est plus rare, ce qui expliquerait fort bien que M. Poirier, cité par Rieffel, n'ait observé ce déplacement que 6 fois sur 20. Voillemier, avait vu aussi ce déplacement en avant, mais il l'attribuait uniquement aux chutes sur le dos de la main.

4° Ce déplacement se produit surtout, en effet, dans les chutes sur le dos de la main; l'extrémité inférieure du fragment inférieur est portée en avant avec la surface articulaire; la pénétration se fait sur la partie antérieure du fragment quand elle existe. Des cas de ce genre ont été observés par Kœnig (trad. française, tome III, 129) et par Hamilton.

SYMPTOMES

Un individu marche rapidement, fait un faux pas et tombe; ailleurs, c'est un homme debout qui est heurté par une autre personne ou projeté en avant par une voiture, par un cheval; ailleurs, enfin, c'est une personne qui fait une chute d'un lieu élevé. Quelle que soit la cause de la chute, le malade se sent projeté à terre et tend la main pour amortir le choc; au moment où le poignet touche le sol, il éprouve une vive douleur; parfois, mais rarement, il perçoit un craquement, il se relève, souffrant toujours du poignet. La douleur peut se calmer et ne reparaître qu'au moment où le malade veut se servir de son membre, restant toujours modérée, mais longtemps persistante. La déformation, dans ces cas, est généralement nulle ou peu accentuée, si bien que la lésion peut passer inaperçue jusqu'au moment où un médecin expérimenté sait la découvrir.

Dans d'autres cas, la douleur persiste intense et violente, la déformation est notable et permet aux personnes, même étrangères à la médecine, de prévoir une lésion sérieuse. Le soir ou le lendemain survient du gonflement. C'est à ce moment que l'on examine le malade.

L'examen montre la peau lisse, tendue par un gonflement œdémateux assez dur. Toutefois les plis du poignet persistent. M. Tillaux a même montré que l'accentuation des plis qui séparent l'avant-bras du poignet est un bon signe de fracture. On observe quelquefois des ecchymoses. Celles-ci ne sont pas signalées par les auteurs, je les trouve notées dans une observation, elles peuvent être dues au traumatisme qui a déterminé la fracture.

Il faut alors explorer la région, chercher la déformation, la douleur localisée, la mobilité anormale et la crépitation.

La déformation peut sauter aux yeux ou être peu accusée. Due en grande partie au déplacement des fragments, elle reconnaît aussi pour cause l'infiltration sanguine et œdémateuse des parties péri-articulaires. J.-L. Petit l'attribuait à l'infiltration du tissu cellulaire qui recouvre le carré pronateur; Malgaigne à une extravasation sanguine, puis inflammatoire, qui se fait dans le tissu cellulaire et les gaines. J'ai pu m'assurer, dans un cas qui obligea à une opération, de la réalité de cette infiltration des gaines des fléchisseurs. Dans tous les cas, elle doit être recherchée en regardant le membre d'abord de profil, puis de face; un examen attentif doit noter non seulement la forme extérieure du membre, mais encore le sens de la déviation de la main. La palpation, en permettant parfois d'accrocher les fragments, de sentir une saillie ou une dépression, complète cet examen.

La douleur se cherche de même, méthodiquement en pressant doucement du bout du doigt et toujours également, d'abord sur le corps du cubitus, puis de proche en proche sur son extrémité inférieure, sur l'apophyse styloïde, sur le ligament latéral interne et sur le carpe. On passe ensuite au radius dont on explore le rebord articulaire puis l'apophyse styloïde, puis la face antérieure du bord radial au bord cubital. Le point où la douleur est maximum correspond au trait de fracture. On cherche ainsi à déterminer, par la douleur, la hauteur et le sens du trait de fracture.

La mobilité anormale est exceptionnellement manifeste. Pour la mettre en évidence, Malgaigne conseille de saisir solidement le membre à deux mains, au-dessus et au-dessous de la la fracture, les pouces rapprochés, et d'essayer de fléchir et étendre alternativement le membre; on arrive ainsi à plier le radius autour du trait de fracture, comme autour d'une charnière, encore faut-il être certain que le mouvement se passe entre les deux fragments du radius et non dans l'articulation. L'étude des rapports du trait supposé avec l'apophyse styloïde est alors d'un grand secours.

La crépitation ne peut être perçue que d'une manière toute exceptionnelle.

Tels sont les caractères généraux de la fracture ; ses variétés diffèrent par des caractères qui, parfois, permettent de les distinguer les unes des autres et de préciser ainsi la lésion :

1° Un certain nombre de fractures ne s'accompagnent d'aucun déplacement, ce sont les fractures par hyperextension ou hyperflexion directe. Seuls, le siège de la douleur et la mobilité anormale permettent le diagnostic ;

2° Dans la fracture par hyperextension avec flexion radiale, deux cas peuvent se présenter : ou bien le ligament latéral interne est à peine distendu et le cubitus est respecté, ou bien il existe des lésions au côté interne de l'articulation.

Quand les lésions font défaut, ou ne sont pas accentuées du côté interne du poignet, on observe les déformations classiques. La forme du poignet semble modifiée, le diamètre antero-postérieur est augmenté et le diamètre transverse paraît diminué, quelquefois même il l'est réellement, dans son ensemble le poignet est plus cylindrique.

Sur ce membre vu de face, on constate une

déviation notable de l'axe de la main. Le bras étant pendant, on constate que l'axe de l'avant-bras se porte en bas et en dedans ; à un travers du doigt environ de l'interligne, cet axe change de direction et se porte en bas et en dehors, la main est déviée angulairement sur le bras, son extrémité inférieure portée en dehors.

Au côté interne du poignet, le cubitus est saillant et comme incliné en avant, mais il est facile de voir que ce n'est là qu'une apparence due à la projection du fragment inférieur du radius en arrière.

De profil, le membre est irrégulièrement brisé. A l'axe vertical du bras, fait suite une partie oblique en arrière et en bas, puis vient la main dont l'axe est de nouveau vertical, l'ensemble vu de profil ressemble bien à un dos de four-chette suivant la comparaison de Velpeau. Cette déviation angulaire est généralement attribuée à la déviation du fragment inférieur, mais ce fragment est trop court pour que son déplace-ment donne lieu à une déformation sensible. La cause réelle de la déformation réside dans le déjettement du fragment inférieur et du carpe en arrière.

A la palpation on sent en avant la saillie de l'extrémité inférieure du fragment supérieur ; en arrière le plan oblique formé par le fragment inférieur et le carpe ; en arrière et latéralement une encoche due à la solution de continuité du plan osseux.

La déviation et la pénétration ont encore pour effet de relever l'apophyse styloïde du radius. Au lieu de descendre au-dessous de l'apophyse styloïde du cubitus comme à l'état normal, elle se trouve au même niveau ou même au-dessus. Pour constater ce signe, il faut saisir la main du malade en pronation, appliquer l'index de chaque main sur les bords correspondants du carpe ; puis suivre ces bords en remontant, l'ongle en haut ; l'extrémité du doigt s'engage alors dans le fossé qui sépare le carpe des apophyses styloïdes et l'ongle nivelle leur hauteur. L'examen doit être fait d'ailleurs comparativement sur la main malade et la main saine, la situation des apophyses styloïdes variant beaucoup avec les sujets.

Enfin l'exploration révèle encore un signe : la corde des radiaux signalée par Velpeau. En promenant le doigt sur la face postérieure et la partie interne du membre, on sent au niveau du trait de fracture deux cordes tendues sur les fragments comme sur un chevalet ; ces cordes ne seraient autre que les tendons radiaux, que leur situation profonde et leurs connexions intimes avec le plan profond rend inaccessibles sur le sujet sain ;

3° Quand à ces lésions se joint l'arrachement de l'apophyse styloïde du cubitus, la déviation est encore plus accusée, l'attitude de la main est absolument différente : n'étant plus maintenue en dedans par le ligament, elle est en totalité refoulée du côté externe ; elle s'écarte donc de l'apophyse styloïde cubitale qui, fracturée, en paraît d'autant plus saillante. L'absence de frein interne permet à la main de se porter tout entière en dehors ; elle tombe alors verticale ou oblique en bas et en dedans et remonte dans son ensemble grâce à l'ascension du fragment inférieur du radius. Les symptômes fournis par la vue et la palpation sont modifiées dans le même sens, il est facile de concevoir ce qui se passe alors. Ce type mérite le nom de fracture de Gérard Marchand, fracture de Dupuytren du membre supérieur [1];

4° Enfin, quand la fracture est la conséquence d'une chute sur le dos de la main, la déformation latérale obéit aux mêmes lois et présente deux types suivant que l'apophyse styloïde est ou non fracturée et qu'il s'est produit ou non des mouvements de latéralité. De plus, le fragment inférieur est refoulé en avant.

La main tout entière se trouve sur un plan antérieur à l'axe de l'avant-bras prolongé, de profil le membre présente un segment supérieur; puis un segment oblique en avant et en bas, enfin un 3° segment vertical : la déformation en Z persiste donc, mais inversée, s'associant aux déjettements latéraux de même ordre que dans la fracture par hyperextension.

1. Gérard Marchand, *Revue d'orthopédie*, juillet 1894, page 247.

DIAGNOSTIC

Le diagnostic est généralement facile : la douleur et la déformation, la mobilité anormale sont des symptômes assez caractéristiques. Cependant déformation et mobilité anormale peuvent manquer; on confond alors facilement la fracture avec l'entorse simple : et de fait cette confusion était fréquente autrefois. On sait mieux aujourd'hui dépister la fracture. Une douleur qui persiste indépendamment de tout mouvement doit faire songer à la fracture, et le diagnostic sera certain quand l'exploration méthodique aura révélé que le maximum douloureux siège non au niveau de l'interligne, mais un peu au-dessus.

Dans les fractures avec déformation considérable, on pourra songer à une luxation. Mais dans la luxation on peut sentir soit en avant soit en arrière la surface articulaire du carpe avec sa forme et sa régularité. Cette surface siège un peu au-dessus de l'apophyse styloïde du radius, celle-ci a conservé sa continuité avec le radius; et ses rapports relatifs avec l'apophyse styloïde du cubitus.

Il est plus difficile de diagnostiquer la variété de facture.

Les fractures marginales ne me paraissent pas pouvoir être reconnues. Certes, on peut supposer qu'elles s'accompagnent de douleur localisée au niveau d'un seul rebord articulaire. C'est là, il faut l'avouer, un signe bien incertain, et cette douleur doit être bien difficile à séparer de celle de l'entorse. Aussi ne faut-il pas s'étonner de trouver cette lésion décrite par Bonnet avec l'entorse dont la rapproche plus d'un caractère.

La fracture de l'apophyse styloïde du cubitus se reconnaît à la douleur que révèle la pression localisée au niveau de l'apophyse rompue, mais ce signe est difficile à rechercher. Souvent, bien qu'ayant l'attention attirée sur cette fracture, la fracture m'a échappé. Dans les derniers temps, j'avais su cependant distinguer la douleur de la fracture de la douleur due à la pression du ligament douloureux : La douleur de la fracture est d'une part plus localisée et plus vive; elle s'observe d'autre part particulièrement quand on vient appuyer le dos du doigt sur le sommet de l'apophyse en exerçant une sorte de refoulement dans la direction de l'os.

MARCHE, DURÉE, TERMINAISON

La guérison, avec intégrité du mouvement, est la règle, même quand la fracture n'a pas été parfaitement réduite et qu'il subsiste un peu de déformation : cependant l'évolution peut être retardée ou modifiée, et même dans les cas simples, il persiste souvent pendant longtemps de l'enraidissement des doigts et du poignet.

La guérison quand elle survient est complète du 15ᵉ au 20ᵉ jour et quelques jours suffisent au malade pour retrouver le mouvement. En somme c'est une impotence de 25 jours environ.

COMPLICATIONS

Elles ne sont pas très fréquentes puisque sur vingt cas je n'ai jamais observé qu'une complication un peu sérieuse.

Voici les principales d'après les auteurs[1].

Elles peuvent être immédiates, secondaires ou tardives.

Complications immédiates.

Parmi les complications immédiates, je citerai *l'existence d'une plaie*. Les fractures compliquées s'observent à la suite de plaie par arme à feu et à la suite de traumatisme direct; mais

1. Voyez COOPER, *OEuvres chirurgicales complètes*, traduct. de Chassaignac et Richelot, p. 120.

on les a observées aussi comme conséquence de l'issue du fragment supérieur du cubitus à travers les téguments perforés de dedans en dehors. Ainsi en était-il dans un cas de Hennequin.

Les arrachements ligamenteux ont été signalés; ils sont faciles à comprendre : on a signalé l'arrachement du fibro-cartilage triangulaire, des ligaments radio-cubitaux, des ligaments carpiens.

La luxation du cubitus a été observée dans quelques cas. Malgaigne[1], les a merveilleusement étudiées dans un mémoire que l'on oublie trop souvent de citer, et a bien montré qu'elles étaient dues à la continuation des mouvements de pronation et de supination forcée, la main étant fixée dans la chute. Ces faits sont donc confirmatifs de la théorie que nous soutenons et montrent quels désordres l'excès de ces mouvements peuvent produire; ils représentent le degré le plus élevé de leur action. Moore se basant sur des études expérimentales sur le

1. MALGAIGNE, *Gazette médicale*, 1832, p. 769.

cadavre conclut que ce déplacement nécessite la rupture du ligament latéral interne ; l'apophyse styloïde du cubitus, libre alors, passe au-dessus et au travers du ligament annulaire et s'y emprisonne. Grinwold[1] est revenu dernièrement sur ce point apportant de nouveaux fais. Moi-même j'ai observé un cas de ce genre ; le déplacement a été constaté sur une photographie Rœntgen ; mais l'observation avait été recueillie en ville et il ne m'a pas été permis de garder le cliché. Voici dans quelle circonstance le fait s'est produit ; il ne rentre pas tout à fait dans le cadre classique[2].

Obs. XX. — Mme B..., 38 ans, voulant monter un lit pour une personne de sa famille malade, tenait à deux mains, au-dessus du bord supérieur du panneau de pied d'un lit en acajou, un lourd sommier dont le mari tenait l'autre extrémité. Au moment de laisser descendre le sommier entre les montants du lit, à la suite d'une fausse

1. Grinwold, *Journal Américain Médical, Associat.,* 4 avril 1896.

2. J'ai cité ce fait dans l'édition française de Rüdinger.

manœuvre, le mari lâche brusquement l'extrémité qu'il soutenait. Toute la charge est donc supportée par la malade. Les mains sont entraînées sur le rebord du lit, la main gauche lâche prise, la droite vient heurter par le côté cubital le rebord du lit. A ce moment il se produit un mouvement de torsion brusque qui porte la main en supination. Violente douleur et impotence fonctionnelle.

Appelé près de la malade, je constate tous les signes d'une fracture du radius, mais ne connaissant pas ces luxations, je ne diagnostique pas la complication. C'est plus tard, quand le gonflement eut disparu, que voyant l'impotence persister, je soupçonnai la lésion, dont le diagnostic fut confirmé par un de mes maîtres. La malade s'est refusée à toute intervention et n'a conservé que des mouvements de pronation et de supination limités.

Vitrac[1] a signalé un cas plus complexe encore. Il y avait luxation simultanée de l'extré

1. VITRAC, *Journal de médecine de Bordeaux*, 1893, p. 567.

mité inférieure du cubitus et supérieure du radius.

Du côté du carpe, on a signalé des déplacements du scaphoïde en avant (Cameron), et surtout des fractures. Rutterford [1] a observé la fracture transversale du scaphoïde. Il est facile de voir sur les photographies que je reproduis la fréquence de ces lésions. Leur mécanisme est une preuve de plus en faveur de la théorie de l'arrachement. Au moment de l'hyperextension, les os du carpe s'infléchissent irrégulièrement. C'est sur la tête du grand os que vient se concentrer l'effort ligamenteux; la tension du ligament a pour effet de ramener la tête en haut et en avant. Comme d'autre part, la base appuie fortement sur le sol et ne peut suivre le mouvement que l'os présente d'ailleurs un point faible, le col, il se plie et se rompt facilement à ce niveau. J'ai souvent constaté le fait sur les pièces expérimentales. Il se produit non un écrasement mais une flexion de ces os. Obs. V.

---

1. Rutterford, *Glasgow medical journal*, 1891, p. 311.

Complication secondaire.

Le traumatisme n'a pas été trop violent, le déplacement n'était pas considérable et a pu être réduit facilement : la guérison parfaite n'est pas encore absolument certaine. Hâtons-nous cependant de dire que les complications dont il nous reste à parler sont exceptionnelles dans les cas simples et s'observent surtout dans les fractures avec pénétration, dans les.fractures pas ou mal réduites.

C'est d'abord le développement d'un *cal exubérant* : cette hyperproduction osseuse peut n'avoir comme conséquence qu'une déformation; mais elle est susceptible aussi d'entraîner des déviations et des compressions tendineuses; elle paraît jouer le rôle principal dans les lésions nerveuses.

Les *lésions nerveuses* constituent un côté intéressant des fractures du radius, car elles peuvent être combattues utilement par un traitement chirurgical approprié.

Malgaigne les croyait rares. Mais M. Tillaux [1] a montré leur fréquence : il a observé souvent la compression des filets nerveux par le fragment ou des végétations, leur emprisonnement dans un cal vicieux, et à la suite des névralgies intenses et rebelles.

Ces lésions nerveuses peuvent porter sur les différents nerfs péri-articulaires. Ainsi Avezou [2] a vu le cubital pris une fois, le radial deux fois, mais c'est surtout le médian qui est atteint. Avezou rapporte trois cas de lésions de ce nerf. Bouilly [3] en a signalé un fait intéressant à la Société de chirurgie. Dernièrement Jourdan [4] a pu en réunir sept cas.

Ces lésions se caractérisent par des douleurs, puis par des troubles moteurs, sensitifs et trophiques dans la sphère du nerf lésé; il y a

1. TILLAUX, *Thèse d'agrégation*, 1866.
2. AVEZOU, *Thèse de Paris*, 1879.
3. BOUILLY, *Société de chirurgie*, 1884. LECLERC, BOULARAN, *Thèses de Paris*, 84.
4. JOURDAN, *Thèse de Paris*, 1895.

grand intérêt a en faire le diagnostic le plus tôt possible pour ne pas laisser les lésions s'aggraver et intervenir au plus vite.

Complications tardives.

Enfin il y a des malades qui ne récupèrent jamais bien les fonctions de leur membre : la déformation est mal corrigée et amène une diminution dans l'étendue des mouvements de pronation et de supination : parfois même une gène dans les mouvements de flexion et d'extension : ailleurs c'est l'arthrite qui est en cause : Hamilton a bien noté que la gène fonctionnelle peut persister sans déformation appréciable : en somme, il y a diminution de l'amplitude des mouvements allant de la gène légère à l'ankylose absolue.

Il existe souvent d'autre part de l'enraidissement des tendons fléchisseurs qui jouent mal dans leur gaine : Goyrand a vu une rétraction secondaire permanente des doigts.

J'ai observé aussi un cas de douleur persistante avec raideur articulaire.

Obs. XXI. — Cas..., femme, 57 ans, s'est présentée à la consulation le 29 octobre 1897.

Sa mère est morte âgée, son père est mort assassiné, elle a perdu six frères et sœurs.

Elle-même a souffert d'une fluxion de poitrine. Elle porte une hernie ombilicale. — Jamais d'enfants.

La malade se présente à la consultation le 29 octobre, à 10 heures du matin, aussitôt après son accident. Elle marchait lentement dans la rue quand elle a glissé et est tombée sur le poignet et la face palmaire de la main gauche fermée.

Le gonflement est notable, la douleur à la pression est considérable dans tout le poignet; la main est déviée vers le bord cubital. La malade semble être nerveuse et exagérer sa douleur. Après réduction, un appareil plâtré est immédiatement appliqué (29 octobre).

Le lendemain 30, la malade revient et déclare

qu'elle souffre beaucoup; l'appareil semblant remplir les conditions nécessaires, on le laisse en place en lui recommandant de le conserver pendant 20 jours environ.

Le 11 novembre, la malade se présente de nouveau à l'hôpital, se plaignant d'une douleur très vive qui, dit-elle, a toujours existé depuis l'application du plâtre. On attribue cette douleur à une insuffisance de résistance de l'appareil et on en pose un second. On ordonne du sirop de chloral pour calmer la malade.

Après l'ablation de l'appareil, on constate une large ecchymose que l'on n'avait pas perçue le premier jour, le membre ayant été examiné sitôt après l'accident.

Le lendemain 12 novembre, la malade revient encore, déclarant souffrir d'une façon intolérable, surtout de la face dorsale du poignet, où, dit-elle, le plâtre lui pince la peau; à cet endroit une petite fenêtre ronde est pratiquée; la malade part, se disant soulagée. Mais, le 13 novembre, elle revient, accusant encore une douleur extrêmement vive, le plâtre est alors enlevé, et le membre maintenu en placé au moyen d'une attelle coudée, en fil de fer.

Le 17 novembre le malade revient, prétendant souffrir autant avec son attelle ; on lui fait un pansement humide boriqué pour assouplir la peau et on replace la même attelle.

Le 20 novembre, la malade revient encore, se plaignant toujours de la même douleur, le membre est immobilisé sur la même attelle.

J'ai revu la malade de temps à autre et ce n'est guère que le sixième mois que les douleurs ont disparu à l'aide de bains et de massage.

Enfin dans quelques cas la consolidation ne se fait pas. Il y a pendarthrose et cette terminaison serait assez fréquente, si j'en crois les nombreux cas publiés en Amérique.

TRAITEMENT

Le traitement se propose d'obtenir la consolidation de la fracture en bonne position et la récupération fonctionnelle.

Autrefois on regardait l'immobilisation comme la condition indispensable de la consolidation et de la guérison : Mais peu à peu on a vu que consolidation n'était pas synonyme de guérison : L'immobilisation favorise la production de raideurs, dont il est parfois ensuite impossible de triompher. La raideur étant l'accident à craindre, c'est elle surtout qu'il faudra prévenir. De là est née la méthode du massage.

Mais, dans tous les cas, une première manœuvre s'impose : la réduction.

Réduction. — Elle est faite un peu différemment par les auteurs. L'indication est de :

1° corriger la bascule du fragment inférieur en arrière; 2° d'empêcher l'abduction. Voillemier embrassait le poignet avec les deux mains : il croisait les pouces au-dessus du fragment inférieur et le refoulait en avant pendant qu'avec les doigts il ramenait le fragment supérieur en arrière. M. Tillaux applique l'appareil plâtré, puis, avant qu'il soit complètement sec, donne à la main l'attitude convenable : en saisissant l'avant-bras d'une main et le poignet de l'autre, il exerce une traction brusque et subite en sens inverse, fléchissant la main sur l'avant-bras et repoussant le carpe vers le bord cubital. M. Hennequin conseille de faire tenir le coude fléchi, un aide tire sur la main en pronation, pendant qu'un 2° aide maintient le coude : le chirurgien passe le médius et l'index sous les fragments, et appuie avec le talon de chaque main sur les deux fragments; par un mouvement de bascule exécuté par les deux mains simultanément, il refoule en arrière l'extrémité des fragments tout en forçant la main du blessé à se fléchir et à s'incliner sur le bord cubital.

Pour ma part j'ai presque toujours obtenu la réduction par des tractions simples.

Le sens de la traction est fonction du déplacement. La traction doit toujours se faire dans l'axe pour fatiguer les muscles dont la contraction maintient le déplacement et s'accompagner de mouvement d'inclinaison en sens inverse à celui de la déformation pour ramener les fragments dans une attitude se rapprochant autant que possible de la normale. Les fragments ramenés bout à bout, il faut enfin remettre soigneusement la main en place. J'ai montré plus haut que la main pouvait être déviée latéralement, et en masse ce qui s'observe surtout dans les fractures de la malléole cubitale ou dans les arrachements du ligament latéral interne.

Le médecin se place le long du membre de manière à avoir la main malade à sa gauche. Saisissant la main malade de sa main gauche, il exerce des tractions modérées dans le sens approprié pendant que le poids du corps du malade fait contrextension et que de la main droite il réduit les fragments et surveille la

coaptation. Ce procédé simple suffit généralement à remettre les choses en état.

Il peut cependant ne pas suffire. Il faut alors
se faire assister par un aide qui exerce des tractions plus énergiques et exécuter quelques mouvements de latéralité afin de dégager les fragments engrenés.

Quand ces procédés échouent on peut
employer l'artifice suivant qui m'a plusieurs fois
réussi et dont on comprend le mécanisme si on
se reporte à l'anatomie pathologique.

Il est surtout applicable aux fractures avec
flexion radiale secondaire qui s'accompagnent de
fracture de la styloïde cubitale et de pénétration.
Exagérer d'abord la flexion dorsale du fragment
inférieur et repousser en avant les extrémités
inférieures tout en imprimant un mouvement de
flexion cubitale à la main. Cette manœuvre
désengrène les fragments et permet de mettre
les deux extrémités bout à bout : on exécute alors
en maintenant les fragments un mouvement de
flexion qui ramène en arrière les extrémités frac-
turées des deux fragments, maintenant exacte-

ment adossés : un refoulement du côté du cubitus avec adduction complète la réduction.

La luxation du cubitus et son engagement au milieu des fibres du ligament annulaire exige quelques manœuvres spéciales : Moore conseille pour dégager l'apophyse l'extension et la circumduction partielle. Le criterium de la réduction est le résultat de la palpation permettant de sentir l'apophyse styloïde du cubitus au contact du cubital postérieur.

Dans les cas difficiles, on est autorisé à recourir à l'anesthésie. Hésitant à l'employer, au début de mon stage à Tenon, pour une lésion en apparence aussi simple, je n'ai pas tardé à y recourir dans la suite plus souvent. L'éther nous permet d'endormir les malades facilement et sans danger. Il est rapidement éliminé. Cet agent anesthésique est précieux dans ces cas, où il suffit d'obtenir une courte suspension de la contracture musculaire. On est d'autant plus autorisé à recourir à ce moyen qu'une réduction exacte est la condition primordiale d'une bonne récupération fonctionnelle et qu'il s'agit de la partie du corps dont la mobilité est le plus nécessaire à l'individu.

Cela vaut mieux que d'employer des manœuvres violentes et répétées qui achèvent d'éclater le fragment inférieur et enflamment l'articulation. Hamilton insiste avec raison sur les dangers des manœuvres brutales et répétées.

D'une exacte réduction, plus encore que des pareils, dépend en effet le pronostic de la fracture. La réduction est le meilleur antiphlogistique. En replaçant le membre dans son attitude normale elle prévient les arthrites, les raideurs, les cals exubérants, les compressions nerveuses.

Il est des cas cependant où la réduction est à peu près impossible, soit que l'extrémité inférieure soit comme broyée, soit qu'il y ait luxation ou engrènement de l'extrémité de cubitus, soit qu'il y ait conservation du périoste et pincement de ce dernier dans le trait de fracture. Pilcher l'a constaté une fois et Conner[1] est revenu dernièrement sur ces faits.

1. CONNER, *Journal American medical association*, juillet 1891.

La réduction obtenue, il faut maintenir cette réduction.

Mais ici deux écoles sont en présence : la méthode ancienne ou des appareils, la méthode moderne du massage et de la mobilisation.

I. *Appareils*. On a inventé un grand nombre d'appareils : nous ne nous arrêterons pas à les décrire. On trouvera tous les renseignements nécessaires à ce sujet dans le traité de Hamilton.

Le seul appareil qui ait survécu est celui de Nélaton. Il se compose de deux attelles assez larges pour que, l'appareil en place, on puisse mettre une série de tours de bandes sans que celles-ci touchent les bords des os de l'avant-bras. Cette précaution a pour but d'empêcher les bandes de refouler les os l'un contre l'autre et de faire disparaître l'espace interosseux. On place sur une des attelles, en le fixant avec deux bandes de diachylon entrecroisées en X, un rouleau ou, simplement, une bande enroulée. Le malade met le membre à plat sur cette attelle en saisissant la bande. Ce procédé a pour but, en faisant fléchir de force les doigts au malade, d'empêcher l'effacement des plis cutanés de flexion et d'extension dont la disparition est une cause de raideurs persistantes. On place ensuite l'autre attelle sur la face opposée du membre. On a soin de mettre entre l'at-telle palmaire et la face antérieure de l'avant-bras une compresse ou un tampon d'ouate qui refoule l'extrémité inférieure du frag-ment supérieur vers la face dorsale, et entre l'attelle dorsale et le fragment inférieur, un autre tampon qui refoule ce dernier en avant. On place enfin par-dessus le tout une bande roulée qui fixe les différentes parties.

Cet appareil lutte mal contre la tendance de la main à l'abduction. Pour corriger celle-ci, Dupuytren avait inventé une sorte d'attelle en crosse de pistolet sur laquelle la main pouvait être fixée en adduction forcée.

Tous ces appareils sont susceptibles de rendre des services à défaut d'autres : mais ils ne sont pas sans inconvénients. Modérément serrés, ils se déplacent; serrés assez pour agir utilement, ils peuvent amener de l'œdème et de la gangrène du membre.

Ce ne sont pas là des prévisions *a priori*. Des faits malheureusement assez nombreux montrent les dangers que peuvent présenter ces appareils et Dupuytren[1] recommandait déjà de les surveiller de près, de les lever de temps à autre pour vérifier l'état des parties. Trois fois la gangrène se déclara, il fallut faire l'amputation du membre, une fois cette amputation ne put empêcher la terminaison fatale, et l'examen de la pièce montra qu'il n'y avait pas même de fracture. Smith[2] a observé des cas de même ordre et Hamilton en a rassemblé huit observations dans son traité.

Ces gangrènes s'expliquent par la disposition anatomique de la région. Peau fine, artères relativement superficielles et appliquées sur des plans osseux contre lesquels les appareils les

1. DUPUYTREN, *Leçons orales de clinique chirurgicale*, 2e édition, Paris, 1839. T. I. 176.

2. SMITH, *Treatise of fracture*. Dublin, 1854, page 170.

compriment aisément, telles sont les raisons anatomiques de ces accidents.

Aujourd'hui les appareils compliqués ont fait place à la simple attelle ou gouttière plâtrée. Cette attelle peut être dorsale. Beely[1] fait reposer l'avant-bras du malade sur sa propre cuisse la main pendante et la couvre d'une bande plâtrée. Cet appareil est commode mais maintient mal. Avec Trelat on peut réserver l'attelle dorsale aux cas où une raison quelconque, telle qu'une plaie, empêche de mettre l'attelle à la face palmaire.

Je me suis souvent bien trouvé d'une gouttière cubitale avec bracelet plâtré de deux travers de doigt maintenant les quatre derniers métacarpiens. La main et l'avant-bras sont suffisamment maintenus et d'autre part le foyer de fracture étant à découvert on peut aisément vérifier l'état des parties.

M. Tillaux conseille une demi-gouttière palmaire.

1. Voyez RUDINGER ET DELBET, *Précis iconographique*, planche 42.

M. Hennequin dont on connait la compétence
en ces matières applique l'appareil suivant :

C'est un appareil composé d'un quadrilatère
irrégulier de tarlatane trempée dans le plâtre.
Ce quadrilatère a pour longueur la distance qui
sépare le pli du coude, du pli palmaire correspondant aux articulations métacarpophalangiennes; pour largeur, en haut, la circonférence
de l'avant-bras prise à sa partie supérieure; en
bas, celle du poignet, plus huit centimètres, car
à ce niveau, malgré le retrait de la tarlatane, les
deux bouts doivent se superposer. Au milieu
de l'extrémité supérieure de ce quadrilatère, à
deux centimètres de son bord digital, ou pratique une ouverture ovalaire de 4 centimètres
dans le sens longitudinal, de 3 centimètres dans
le sens transversal destinée à livrer passage au
pouce. On passe le pouce par la fente ovalaire,
la bandelette qui sépare celle-ci du bord digital
vient s'appliquer à la face externe du 2e métacar-
pien qu'elle recouvre jusqu'aux articulations
métacarpophalangiennes, puis les côtés latéraux
sont attirés vers le bord cubital où ils restent

séparés en formant un V ; vers le poignet où ils se réunissent en se superposant, vers la face dorsale de l'avant-bras où les téguments restent à découvert sur une surface angulaire peu étendue.

Braatz conseille de placer une bande d'une étoffe grossière comme une toile d'emballage et de l'imprégner de plâtre.

Quel que soit l'appareil choisi, il doit laisser les doigts absolument libres pour en éviter l'enraidissement.

L'appareil une fois sec est complété, si cela est nécessaire, par l'adjonction de quelques bandes de diachylon, puis l'avant-bras est fléchi et soutenu dans une écharpe.

L'appareil doit être appliqué aussitôt que possible ; à moins qu'il n'y ait gonflement considérable, auquel cas on attendrait quatre ou cinq jours. On le laissera 13 à 15 jours en place, M. Lucas Championnière estime qu'il ne doit rester que 10 jours ; il est certain que moins l'immobilisation est prolongée, moins on a à craindre les raideurs. On enlèvera donc l'appareil de temps à autre, pour surveiller la marche de la consolidation et on le supprimera dès que la consolidation sera suffisante.

On a beaucoup discuté *l'attitude à donner à la main*. Pour M. Bouilly, la main doit être en extension. « C'est l'attitude du repos, elle met les tendons fléchisseurs et extenseurs dans un état de tension à peu près égal et favorise peu les raideurs articulaires et tendineuses. Si la raideur persiste, la main dans cette attitude reste utile. »

M. Hennequin conseille la flexion et l'adduction forcée. L'attitude en flexion est également conseillée par Braatz, Buonomo; Tillaux[1], dans une leçon clinique de la *Médecine moderne*, conseille également la flexion.

L'adduction et la flexion m'ont toujours semblé, chez les malades que j'ai observés, être les attitudes qui corrigeaient le mieux la déformation, mais il est évident qu'elles varient avec le genre de fractures; il faut choisir celle qui paraît la meilleure pour le cas donné.

1. *Médecine moderne*, 4 juillet 1896.

Quelquefois sous l'appareil, le déplacement se reproduit insensiblement, ou bien la réduction n'est qu'apparente. Storp a signalé ces faits. J'insiste sur les excellents effets qu'on pourrait tirer dans ces cas de photographies de Rœntgen, prises l'appareil en place. Le plâtre se laissant traverser, on pourrait juger de l'exactitude de la réduction. Je ne m'appesantis pas sur ces faits, mon collaborateur Contremoulins devant lui-même y revenir dans une étude d'ensemble.

Les appareils plâtrés donnent de bons résultats; il ne faut pas se dissimuler cependant qu'ils laissent souvent des raideurs et des douleurs persistantes, en favorisant l'organisation des exsudats et les adhérences des tendons aux gaines, peut-être même la rétraction des ligaments.

De là est née la méthode du *massage*. M. Lucas Championnière, qui s'en est fait le défenseur, a montré les excellents résultats que l'on peut en retirer. Pour ma part, je la considère comme la méthode de choix; mais elle exige des soins minutieux, une surveillance continuelle, un personnel expérimenté, et c'est faute de pouvoir réunir ces conditions dans ma consultation que j'ai toujours employé les appareils plâtrés. Le massage seul reste formellement indiqué toutes les fois qu'il n'y a pas de déplacements, dans la fracture par arrachement simple par conséquent.

Enfin, certains chirurgiens combinent l'attitude au massage. Cline mettait la main dans une écharpe dont le plein soutenait l'avant-bras, n'arrivant pas jusqu'à la main. Petersen[1] est revenu sur ces faits et a montré les excellents résultats qu'on pouvait obtenir par cette méthode. Jacobson[2] y ajoute un bandage roulé, modérément serré; enfin, Storp passe au poignet un bracelet de toile à voile qui contient les fragments et les suspend au cou. Ici encore, la main fait l'extension et se place d'elle-même en adduction : il a pu, chez des malades atteints de fracture double, appli-

1. PETERSEN, *Berliner Klinisch, Wochenschrift*, 1891, page 461.

2. JACOBSON, *New-York medical journal*, août 1895.

quer d'un côté un plâtre, de l'autre côté cet appareil; toujours les malades préféraient l'appareil, et la main ainsi traitée était mieux guérie.

Mais, comme pour le massage, cet appareil exige un malade intelligent et une surveillance constante.

Enfin on obtiendra d'excellents résultats de *l'extension continue* la main en supination, quand le malade voudra s'astreindre à rester au lit[1].

Cette méthode et cette attitude s'imposent quand il y a fracture des deux os. C'est le seul moyen de conserver intacts la supination et la pronation[2].

Traitement des complications.

La *luxation du cubitus* exige des manœuvres de réduction spéciales; nous les avons décrites :

1. Godin. Diday. Huguer. Velpeau. Bardenhener.
2. Voir Lesser. *Centralblatt für chirurgie*, 1880.

la contention s'opère par les moyens ordinaires.

Dans les *fractures compliquées*, Hamilton a enlevé les esquilles et réséqué les fragments puis sectionné l'extrémité inférieure du cubitus, afin de donner aux os la même longueur. Cette thérapeutique lui a donné d'excellents résultats : mais on peut être aujourd'hui plus conservateur, à l'imitation de Maunoir[1] qui, dans un cas de ce genre, dénudation étendue par machine et fracture, s'est contenté de désinfecter, de réduire et de suturer, et a obtenu un excellent résultat.

Les *fractures vicieusement consolidées* donnent lieu à des indications très précises. Kœnig insiste sur la nécessité de toujours intervenir dans ces cas; mais je rappelle que c'est en France qu'est née la méthode. Bouilly, le premier, a fait l'ostéotomie.

L'ostéoclasie doit être abandonnée; le segment inférieur est trop court pour donner prise, il peut s'écraser, on peut contondre les gaines

---

1. Maunoir, *Revue de la Suisse romande*, 1892, page 714.

ou blesser l'articulation; enfin, il ne remédie pas à l'accident le plus ordinaire, l'exubérance du cal.

C'est donc l'ostéotomie qu'il faut faire. Les voies suivies ont été variables. Bouilly[1] attaque l'os par sa face dorsale au 1/3 inférieur de l'avant-bras, au niveau de la convexité saillante en évitant la gaine. Duplay[2] passe le long du grand palmaire et incise l'os incomplètement d'avant en arrière. Rohmer[3], au contraire, sectionne de dehors en dedans. Hennequin passe entre les tendons long extenseur du pouce d'un côté, court extenseur et long abducteur de l'autre, et coupe obliquement en bas et en dehors. Michaux, Gérard Marchant ont fait des opérations analogues avec d'excellents résultats.

Les *compressions nerveuse ou tendineuse* exigent la mise à nu du cal et sa régularisation.

1. BOUILLY, *Société de chirurgie*, 1884, page 405.
2. DUPLAY, *Traité général de médecine*, 1885, page 383.
3. ROHMER, *Revue médicale de l'Est*, 1886, page 225.

Enfin, dans le cas d'*ankylose*, Wright[1] a fait la résection du radius ; mais, comme le dit Rieffel, c'est priver la main de son point d'appui principal. Il vaut mieux, avec Lesser[2] et Lauenstein[3], réséquer le cubitus qui dégage aussi bien l'articulation inférieure. Goodhue a réséqué un fragment au-dessus du carré pronateur avec un excellent résultat. La même opération convient aux fractures consolidées avec une abduction exagérée.

Les *pseudarthroses* donnent lieu elles-mêmes à des indications. Dans un cas de ce genre, après échec d'une intervention sanglante, Powers[4] fit porter à son malade un appareil articulé avec tige de fer extérieure qui suppléait le radius, véritable squelette artificiel externe. Mais un traitement direct est préférable : soit les injections de teinture d'iode que l'on vantait encore dernièrement à la Société de Chirurgie ;

1. Wright, *Philadelphia reporter*, 4 janvier 1890, page 11.
2. Lesser, *Centralblatt für chirurgie*, 1889, page 265.
3. Lauenstein, *Idem*, page 433.
4. Powers, *New-York medical journal*, avril 1892, pages 55, 396.

soit le traitement sanglant : Hogdmann[1] y a eu recours avec succès. Il lui suffit de coapter exactement la surface et de suturer les fragments pour guérir son malade.

1. Hogdmann, *New-York medical journal*, avril 1892.

BIBLIOGRAPHIE

Bennett, *British Medical Journal*, avril 1892.

Bouilly, *Bulletins et mémoires de la Société de chirurgie*, 1884.

Braatz, *Archiv für Klinische Chirurgie*, tome LIII, page 329.

Braatz, *Berliner Klinische Wochenschrift*, 1896, page 530.

Bouchet, *Thèse de Paris*, 1834.

Bæhr, *Centralblatt für Chirurgie*, septembre 1894.

Cameron, *Glasgow Medical Journal*, vol. X, n° 3, 1878.

Callender, *S. Battholomews Hôpital Report*, 1865, 281.

Conner, *Journal American Médical Association*, 14 juillet 1894.

Demarquay, *Art. avant-bras du Dr de médecine et chirurgie pratique*, 1866.

Dudouyt, *Thèse de Paris*, 1895-96.

Diday, *Archives générales de médecine*, 1837, tome XIII, 141.

Dupuytren, *Cliniques*, 1839, tome I, page 140.

Desormeaux, *Bulletin de la Société de chirurgie*, 1853, page 551.

Duplay, *Archives générales de médecine*, 1885, I, 385.

Goyrand, *Gazette médicale*, 1832, page 664.

Goyrand, *Journal hebdomadaire*, 1836, tome I.

Goodhue, *Medical Record*, 6 janvier 1894, page 9.

Hennequin, *Revue de chirurgie*, 1894.

Hamilton, *Traité pratique des fractures et luxations*, traduction par Poinsot.

Helferich et Paul Delbet, *Précis iconographique des fractures et luxations*.

Hodgmann, *New-York Medical Journal*, 16 avril 1892, page 437.

Jacobson, *New-York Medical Journal*, 6 avril 1895.

Jourdan, *Thèse de Paris*, 1895.

Kerkins, *Annal of surgery*, 1890, v. XIII, page 134.

Lenoir, *Archives générales de médecine*, 1839, tome VI, page 402.

Lopez, *Thèse de Paris*, 1860.

Lecomte, *Archives générales de médecine*, tome XVII, page 93, 1860.

Lesser, Lauenstein, *Centralblatt*, 1889, 265 et 433.

Malgaigne, *Traité des fractures et luxations*.

Maunoir, *Revue de la Suisse romande*, 1892, 714.

Petersen, *Berliner Klinische Wochenschrift*, mai 1894.

Petersen, *Munchner medicinische Wochenschrift*, janvier 97, page 88.

Power, *New-York Medical Journal*, avril 1892.

Power, *Medical News*, 1895, tome I, page 262.

Pouteau, *OEuvres posthumes*, tome II, page 251.

Rohmer, *Revue médicale de l'Est*, 1886, page 225.

Roberts, *American Journal of medical Sciences*, janvier 1897.

Rosi, *Riforma medica*, mars 1896.

Ricard et Demoulin, *Fractures du radius. Traité de Duplay et Reclus*, 2° édition.

Rzhulka, *Inaugural Dissertation, Greifsswald*, 1885.

Rhea Barton, *Philadelphia medical examiner*, 1830, v. I.

Rieffel, *Fractures du radius. Traité de chirurgie pratique de* Le Dentu et Pierre Delbet.

Storp, 25° *Congrès allemand de chirurgie et arch. für Klinische Chirurgie*, 1896, 53-336.

Stimson, *Treatise of fractures*, 323.

Smith, *Treatise of fractures*, Dublin.

Tillaux, *Médecine moderne*, 4 juillet 1896.

Tillmann, *Chirurgie opératoire*, 3° édition.

Voillemier, *Archives générales de médecine*, 1842, XIII, page 261.

Voillemier, *Art. avant-bras du D^r encyclopédique des sciences médicales*, 1867.

Wright, *Philadelphia Reporter*, janvier 1890, 11.

TABLE DES MATIÈRES

Sceaux. — Imp. E. Charaire

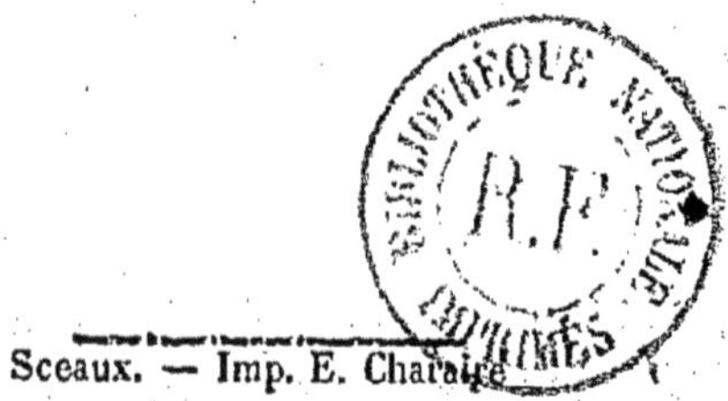

BIBLIOTHÈQUE NATIONALE DE FRANCE
3 7502 01795298 9

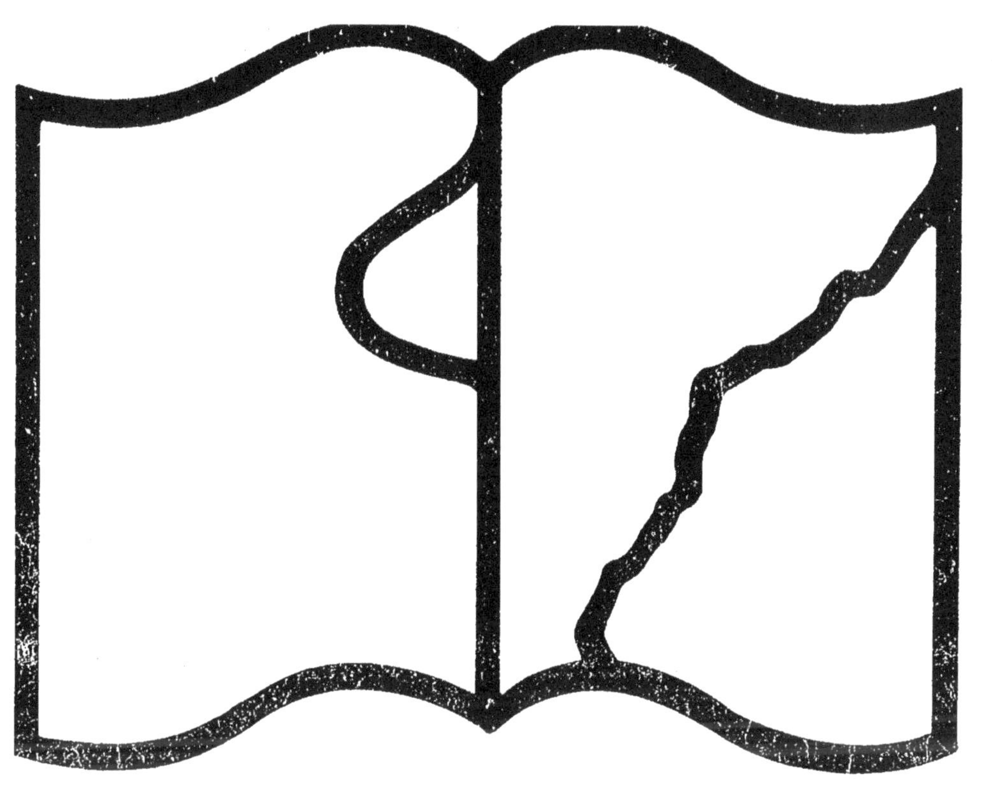

Texte détérioré — reliure défectueuse

NF Z 43-120-11

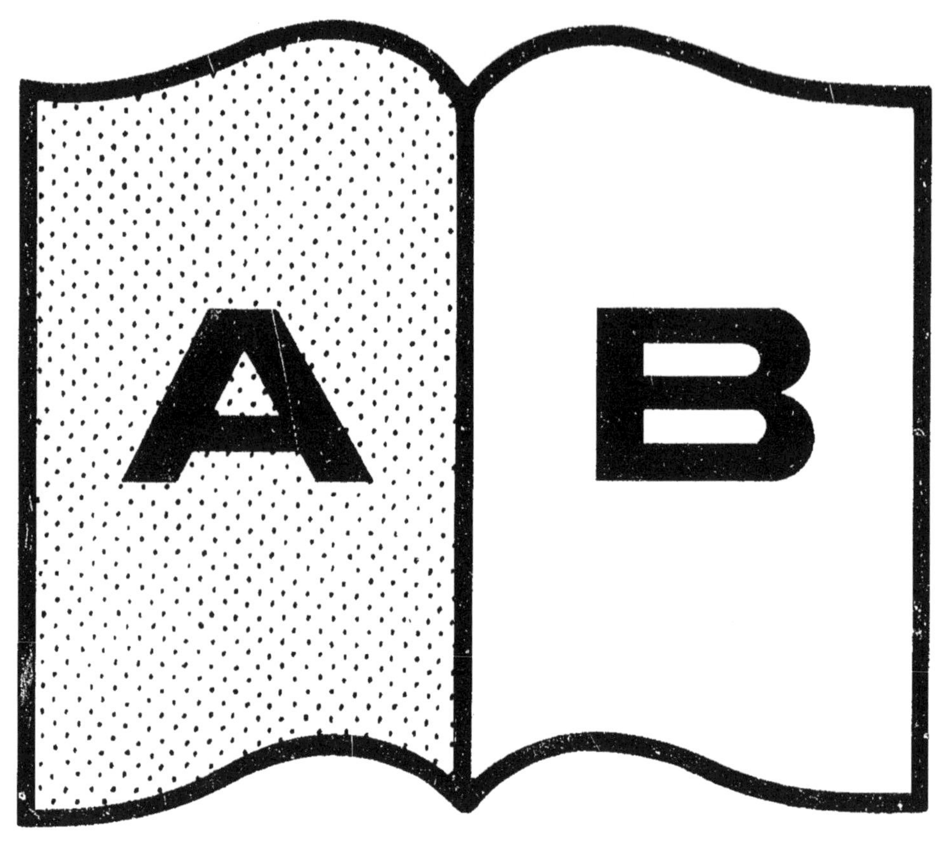

Contraste insuffisant

NF Z 43-120-14

www.ingramcontent.com/pod-product-compliance
Ingram Content Group UK Ltd.
Pitfield, Milton Keynes, MK11 3LW, UK
UKHW020157130726
13696UKWH00002B/571